「生ききる」力

会員制健康クラブ　聖路加フレンズ 代表
林田憲明

冬樹舎

はじめに

六〇歳代は、「人生のギア・チェンジ」をしなければならない年代だと思います。

仕事は定年を迎えますし、子供も独立して親許を離れていきます。若い頃から苦労を共に重ねてきたご夫婦も、双六《すごろく》で言えば振出しに戻って「また、二人だけになったね」としみじみと今までの出来事をかみしめる、あるいは、おひとりの方も「さあ、これからどうしようか」と山頂を眺め、今まで登ってきた山道を振り返る時期ではないでしょうか。

六〇歳代以降の私たちの人生は、今までとは全く違った生き方をしなければならないことと、体と心の衰えを切実に自覚し始める——この二つに特徴づけられると思います。

親に大切に育てられた子供時代、友だちと共によく遊びよく学んで青春を謳歌した学生時代、その後、社会に出て仕事をしながら成長し、あるいは結婚して子供を育てた壮年〜中年期——その頃の私たちは、すべてにおいてなるべく賢くそつのないように振る舞い、モノやシステムを創り出し、社会に貢献することがよいことだという基本的なルールで生きていたと思います。それができる人が立派な社会人であり、皆がそうなろうと努力したのです。

しかし六〇歳代になると、原則的にはその生き方は必要なくなります。ですから、仕事一筋に人生を過ごしてきた男性は目標を見失って立ち尽くしてしまいますし、また、子育てや連れ合いの世話に大半の時間を費やしてきた女性も、これからの人生をどう過ごそうかと考え込んでしまうことが多いのです。

もうひとつの問題は心身の衰えです。人は二〇歳代には体の成長が止まり老化が始まることは知られていますが、その下降線の初めの傾斜はごくわずかなため、三〇歳代・四〇歳代は知識と経験を身に付けていくと共に、それらが衰えを補い、「若い者には負けるものか」と頑張ることができます。

ところが、五〇歳の「天命を知る」年齢になるとその傾斜も急になって、さすがに衰えは隠せず、五〇歳代には「自分も年を取ったなぁ」と生活のあちらこちらで実感する機会が増えていきます。体の衰えにも影響されて、気持ちも受け身で消極的になりやすくなります。六〇歳代以降にギア・チェンジがうまくいかないと、体の衰えを病気と間違えて不安になったり、高齢期に当然見られる寂しさや不安、孤独感を心の病気と勘違いしてしまうのです。

私は一九七一年医学部を卒業し、聖路加国際病院内科の研修医になりました。それから四〇年間、循環器医として聖路加で働きました。二〇一〇年末に定年となり、翌年一月から日野原重明先生が作られ、十二年目となった患者さんの会員制健康クラブ「聖路加フレンズ」のお世話役の仕事をお引き受けしました。

電話や面談で健康上の質問や悩みを聴き、必要ならば外来で診療し、あるいは専門医に診療を依頼する仕事です。会員は六〇歳代以上の方が七割を占めます。電話相談の内容は腰痛、めまい、動悸、息切れ、腹部不快感、聴力低下、視力の衰え、体のぎこちない動きなどの症状について、また、健診結果の異常値の意味、他医から手術を勧められたが、といったセカンド・オピニオン、お孫さんの健康相談など実に多岐《たき》にわたります。

その患者さん方は、それまで心臓の病気だけを診てきた私が出会ったことのない方々でした。ある程度の問診と診察をして検査を加えれば、体の病気はおよそ見当が付きます。手術を含め専門的な診療が必要となれば、専門医に頼みます。ところが症状の裏に悩みを抱えていることに気づくようになると、その症状の原因は体の病気ではなく、心の問題や社会生活から来るのではないか、と考えることが多くなりました。

心の問題とは、心療内科が受け持つうつ病や適応障害、精神科が専門とする精神障害などとは別のものです。何となく元気が出ない、ある症状がいつも気になって仕方がない、生活に楽しみや目標が見当たらない、寂しくて仕方がない、自分にも生きていく意味があるのだろうか、など普通の高齢者なら誰もが一度は感じたり考えたりするようなことです。

還暦を過ぎた患者さんから持ち込まれる体や心の問題と向き合い、体の病気を診断したり専門医に送る心の病気を見つけながら、患者さんの人生に共感し、ゆっくり話し合いながらその方の問題の解決法をいっしょに探してゆく――それがここ一〇年間の私の診療でした。

この仕事を支えてくれたもうひとつの要素に、ロゴセラピーとの出合いがあります。二〇一二年、縁あって日本ロゴセラピスト講演会を聴く機会がありました。そこで四人のロゴセラピストの話を聴いたのですが、内容はどれも、それまでの四〇年間の現役時代に学会や勉強会で聴いた内容とはかけ離れたものでした。どれもが、辛く悩める人たちを中心とした心理学や哲学を含んだ人間学の話でした。

ロゴセラピーはオーストリアの精神科医、ヴィクトール・E・フランクルによって提唱されたもので、「人生から問われる意味を自分で見い出せるように援助する心理療法」と言うことができます。私はこの考え方に興味を持ち、さっそく翌年から年三回のゼミに三年間参加し、その後もゼミを終了した有志と会長による事例検討会などで、今でも仲間と勉強を続けています。

その甲斐あって現在の私の診療は、医学知識、医療の経験、ロゴセラピーの理論と実践という三つの尺度が三次元的に立方体を作り、その中央に患者さんが座るというイメージが出来上がっています。

このような一〇年間の診療の中で、記憶に残る二〇名の患者さんを中心に、折々に考えたことも加えて、三三話をこの本にまとめてみました。

まず、病気を診るのではなく人間を診ることの大切さ、患者さんと医療者の理想的な関係はどうあるべきかを考え、そして医療にできることとできないことがあるという辛さも感じながら原稿をまとめました。

後半では、くじけそうになったり死に直面した時の心の弱さを見つめ、さらには、これからの人生後半をどのようにすれば充実させて生きることができるのかを考え、また、旅先で巡り合った生き生きとした人々の生活にも想いを馳せました。

この一つひとつのお話が皆さんの心に届き、これからの人生を豊かなものにする一助となることを心から願っています。

第二章＊　癒す者と癒される者によりよい関係を

第三章＊医療ができること、できないこと

第四章 ＊ くじけそうになる時、死に直面する時

第五章 ＊ 人生の折り返し地点を上手にターンする

第六章 ＊ 人生後半の心豊かな日々をデザインする

第七章　＊　旅に出て巡り合った生き方

「生ききる」力

第一章 ＊ 人間を丸ごと診てきて

「意味のある目標を持つこと」が患者さんを治す時もある

医者や薬が及ばない治療がある

二〇一七年二月、Ｋさん（六四歳女性）が三か月前に自転車に乗っていて、同じく自転車の高校生と衝突、横転した際に飛ばされるほどの事故に遭ったとのことで、外来を受診されました。幸いにも骨折や臓器障害はなかったものの全身を打撲し、今でも自転車を見ると恐ろしくなってしまうそうです。

事故後から右腕に走るような痛みが時折生じ、その一週間後からは安静時に両手足のしびれ感が続いていました。

そこでまず私は、事故のために身体的な障害が残っていないかどうかを再確認しました。当院の整形外科医と神経内科医のそれぞれに診察を依頼したところ、二科の診察の結果は、三か月前の事故が原因と思われる異常は認められないということでした。

Kさんは専門医たちの説明を受け、少し気持ちが楽になっていたようでしたが、その二週間後、今度は背中がしびれるという症状が出てきました。

そして、「当時の事故を思い出すと、ますます症状はひどくなり気が滅入ってくる」と再診されたのです。私は事の経緯から症状の原因は身体的なものよりも心理的なものだろうと考え、「痛みは主観的なものだから他人には推測しにくい。心の不安が症状を増幅しているかもしれない」と説明しました。

話を訊いてみると、Kさんは四年前まで中学校教諭として働いておられ、子供たちの教育に奔走されたそうです。引退後は自由な時間も増え、現在は手話を勉強し、野菜作りが趣味と話してくれました。姪御さんが音楽を教えているドイツ人と結婚してミュンヘンにいるという話題になり、クリスマスの話で盛り上がりました。実は私も、ドイツでクリスマスを過ごした経験があったのです。不思議なことに病気以外の話をしていると、緊張していたKさんの表情は穏やかになっていきました。

三月には、今度は野菜作りの際に左足首を痛めて三回目の受診をされました。これは軽い捻挫《ねんざ》程度で、整形外科でアンクル・バンドによる固定で解決しました。

しかし六月には、「明らかな体の病気はない状態で、未だに残るしびれ感をどのように受け止めればよいのかと悩んでいる」と四回目の受診がありました。私はその時、「今の症状が命にかかわることはないので、逆にしびれ感と友だちになった気持ちで仲良く付き合うことはできないだろうか？」と提案してみました。

その際、また手話と野菜作りに話題を変えて、Kさんの関心が別のほうに向かうようにしてみました。八月、五度目の受診では、「左足首は未だ痛むが、体に負けないようにほかのことを意識的に考えるようにしている」と心の変化が見て取れました。

すでに八年前に父上は他界され、先月は車いす生活だった母上を見送られたことなどを話されました。「今年は天候が不順で、先生のところに持ってくるような野菜はできませんでした。来年こそは頑張ります」と、まなざしが少しずつ外向きになっているようでした。

その後、Kさんはしばらく受診されませんでした。ところが、二〇一九年十二月、眼科受診の相談のため二年四か月ぶりに突然現れたのです。しかも、別人のように元気はつらつとして。私は驚き、訊ねました。

「Kさん、どうしてこんなに元気になったの？」

Kさんは、自分を支えてくれたのは次の四点だと、実に明快に話してくれました。

①家族の援助（特に夫の思いやり）、②自分が中学校教諭を勤め上げたという誇り、③症状を丁寧に説明してくれた専門医たちの存在、④手話のボランティアを通して、自分の存在が人のために役立つことを実感できたこと。

Kさんが元気になった最も大きな理由は④だと思いました。事故の直後は体の不調は何か原因があるのだろうとばかり思い込んでいて（心気症のような状態で）、症状をさらに悪化させていたのだろうと思います。けれども、Kさんはあえてその関心を症状に向けずに、意味があると思える目標に向けたことで元気を取り戻したのです。

どんな医者や薬よりも「意味のある目標を持つこと」のほうが患者さんの症状を治す力がある、というひとつのよい事例だったと思います。

薬を使わなくとも気持ちが落ち着いていく……

病気とまぎらわしい二つの要因

「肝臓に大きなのう胞があると言われました。破裂するかもしれないし、胃を圧迫して食事ができなくなるかもしれないと心配です。そういえば、みぞおちに違和感もあります」

と八一歳の女性が二〇一五年一〇月下旬、私の外来を訪れました。

少し前に受けた胃カメラによる検査では、異状は見つかりませんでした。のう胞は体液を含んだシャボン玉のような袋が肝臓、膵臓、腎臓などの臓器にできる良性の変化で大きさもいろいろですが、Sさんののう胞は最大径7cmのものが二つありました。確かに少し大きめですが、破裂したり圧迫症状を起こすことはまれです。

初対面のSさんは少し神経質な方かな、という印象を持ちました。不安げな表情ながら、CT画像の説明を熱心に聴いてくれました。私は話をしながら、Sさんがしゃれた明るい薄茶のワンピースをお召しで、渋い緑色の首飾りをしているのに気づきました。

「素敵なお洋服ですね。胸の七宝焼きも」と話を向けると、「服は昔、私がデザインして作りましたし、このペンダントも若い頃の作品です」とのこと。

昔は美術と音楽の先生をされていたそうで、楽しそうに若い頃のお話をしてくださいました。その頃のことを訊ねると、水を得た魚のように、話は次から次へと発展していきました。

初診の面談時間は二〇分ほどだったのですが、結局、のう胞の説明よりも服装や美術の話のほうが長くなってしまいました。そして二回目にお会いした時には、ご自分のマンションの部屋に飾った調度品や絵画の写真を見せて詳しく説明してくださいました。それは博物館の一室のようでした。

その後も数回外来でお会いしましたが、肝のう胞に対する不安は次第に遠のき、これまでの充実した人生の思い出話が多くなりました。抗不安薬や睡眠薬を使わなくとも、Ｓさんの気持ちは次第に落ち着いていきました。

人類が今まで二〇万年も生き延びてくることができたのは、いくつかの幸運に恵まれたことが知られていますが、〝不安という感情〟が危険を早めに察知し、準備よく対処することによって、多くの困難を乗り越えてきたのもその要因のひとつだったと考えられます。ところが、危険というストレスに過敏に反応してしまうと、心が不安定な状態に陥ってしまい、極端な場合には不安神経症という心の病になることすらあるのです。

このような状態に陥りやすい人の傾向として、心配性の性格、トラウマ体験がある、自分を冷静に観察できない、自律神経機能が不安定になりやすい、などの特徴が挙げられています。

高齢者が不安になりやすい心の状態を考えてみると、次の二つの混乱があると思います。それは、①病気と年齢的な衰えを区別しにくい、②体の病気と心理的要因の関与の関係がわかりにくい、ということです。

①については、例えば腰痛の症状が現れた時、私の経験でも脊柱管狭窄症《せきちゅうかんきょうさくしょう》や圧迫骨折といった整形外科の病気で歩きにくくなることは実際には少なく、ほとんどは年齢や運動不足による筋肉の衰えによるものが多いと思います。その証拠に、鎮痛薬・貼付薬《ちょうふやく》とリハビリ運動で多くの患者さんは改善していきます。これを病気だと思い込んで、不安になってしまうのです。

②については、みぞおちに違和感のある場合を考えてみましょう。高齢者は、長い間の精神的なストレスで本当に胃潰瘍になってしまったり、あるいは胃カメラで正常と診断されても症状から胃がんの心配がぬぐえない、といった心気症になりやすいのです。Sさんは②の軽度の心気症の症状だったと思います。

まずは医師が危険な状態ではないことを十分説明することが必要ですが、患者さんも心配はいらないと言われたら自分の症状を凝視しすぎないで、興味を持てることや夢中になれることを見つけたり、あるいは過去の懐かしく楽しかった思い出や誇らしく思える事柄に想いを馳せるなど、気持ちの転換が必要になります。医療者も、そのように患者さんが気持ちを切り替えるように誘導することを心がけるべきなのです。

ほとんどの場合には、これで解決するのですが、それでも不安が続き、強迫観念にとらわれてしまうことがあれば、セロトニン、ノルアドレナリンなどのホルモンの不足が原因である可能性があり、その際には薬による補充が必要になります。その時には心療内科の専門医に相談するのがよいでしょう。

すべてを専門医に相談しなくてもよいと思いますが、いざという時にはその力を借りることを視野に入れておくことも必要です。

医師の仕事は、患者さんがなるべく広い生活範囲を確保するのを手伝うこと

専門医の視界を離れて診る

二〇一五年の一月末、Sさん（七二歳男性）が〝動悸の発作〟で相談に来られました。動悸は心臓の拍動を自覚するという意味の医学用語で、速いもの、不規則なもの、ゆっくりしたものの三種類の症状があります。Sさんの動悸発作は速いものでした。

その前年十二月一九日の深夜、突然、初めての動悸に襲われて近くの病院を受診しました。その時の心拍数は160／分。採血・心電図・胸部レントゲン写真などの検

査で、心電図には心房細動という不整脈が認められるものの、心筋梗塞や心不全、他の臓器の病気はありませんでした（心房細動とは心拍の伝達機能が乱れ、心房がけいれんして細かく震える状態）。

しかし、大事をとって入院となりました。翌日の心エコー検査では弁膜症もなく、心臓の壁の動きも正常、つまり目に見える心臓の動きに異常はなく、不整脈だけが問題となりました。不整脈には安全なものと生命にかかわる危険なものがあります。単発で見られる期外収縮という不整脈は誰にでもある無害なものですが、心房細動は長く続けば害を及ぼすことがあります。抗不整脈薬、血液サラサラ薬（抗血小板薬）、胃薬を服用して不整脈は改善し、三日目には退院となりました。

退院時の主治医の診断は〝一過性心房細動〟で、「原因は不明。年齢も関係しているかもしれない。心臓内に血栓《けっせん》は見つからないが、念のため血液サラサラ薬は飲み続けてほしい。過労に気を付けて」と説明がありました。退院後、念のため外来で行った冠動脈CT検査では、心臓の冠動脈に異常はありませんでした（冠動脈とは心臓に血液を送っている動脈）。

Ｓさんは長い間、中学校の教諭をされ十一年前に引退して、今はゴルフやお孫さんの世話をするなど、悠々自適の生活です。缶ビールが好きで多い時には一日に２００ml飲みますが、三〇年前に禁煙しています。現在まで病気らしい病気はなかったのですが、発作前に糖尿病を指摘され、節食・節酒で４kgの減量に成功し、ヘモグロビンＡ１ｃ（ヘモグロビンエーワンシー、過去二か月の血糖を見る値）も７・１から６・２まで改善していました。

訪問当日のＳさんの質問は、①発作は心臓の衰えか、②致死的な不整脈である心室細動と関係があるのか、③血液サラサラ薬は飲み続けなければならないのか、④日常生活でどんなことに気を付ければよいのか、という四点でした。確かに、六〇歳を過ぎると各臓器の機能低下が目立ち始めます。

今回の不整脈も、広い意味では衰えの表われと考えることもできます。心房細動は心臓を構成する四つの部屋のうちの、上の二部屋（心房）の壁から出る不整脈で、下の二部屋（心室）から生じる致死的な不整脈である心室細動とは別物です。

そこで、私はＳさんに発作前の状態を詳しく訊ねました。明らかになったのは、凝り性のＳさんは十二月一五日・一六日と終日ゴルフ、一七〜一九日の三日間は朝から晩まで外での約束や家事をこなして動きっぱなしだったことです。その最終日の夜に発作が起きたのです。この生活から推測すると、過労による交感神経の緊張が続いて体が耐え切れなくなり、自分を守るために白旗を掲げたサインがたまたま心房細動だったようです。

私は五日間のＳさんの行動を振り返り、今後は同じように過密な予定を組まないことを条件に、血液サラサラ薬は不要だろうと話しました。心臓に解剖学的な異常がない場合には、たとえ心房細動が起きても、血栓ができて頭に飛ぶ血栓性脳塞栓症《けっせんせいのうそくせんしょう》は起こりにくいと考えたからです。今後、普通に生活していて再度心房細動が起きたら、その時に服用を考えればよいと思いました。

Ｓさんは血液サラサラ薬を飲まず、日常生活に注意しているだけで五年を経た現在まで再発作もなくお元気です。

医療のなすべきことは、安全を考えて生活の制限や薬で患者さんを縛ることではなく、「この条件さえ守れば、この程度の危険性はありますが、ここまでできますよ」

と少しの勇気を持って個々の患者さんに具体的な提案をして、なるべく広い生活範囲を確保するのをお手伝いすることだと思っています。今や専門医の存在はもちろん不可欠ですが、常にその患者さんの生活全体を視野に入れて医療を考える視点も重要なのです。

皆さんも「こんな生活をしたいのだが、どのような条件なら可能だろうか」とご自分のデザインした人生を、医療者に相談する積極的な態度も大切なことだと思います。

自分でも意識していない不安や緊張が隠れていることがある

高齢者の体は専門的医療だけでは診きれない

「食事中など急に動悸や息切れがしてきて、頭がファーとしてきて苦しくなります。水を飲んだり精神安定剤を服用すると次第に収まってきます」——こんな症状が最近は月に数回あり、家庭の血圧測定でも突然血圧が170程度に上昇するとして、主治医から当院内分泌科医あてに診察依頼がありました。患者さんは七八歳女性のSさん。二〇一四年末のことです。

主治医は、腎臓のすぐ上にある副腎からカテコラミンという昇圧ホルモンが過剰に分泌される「かっ色細胞腫」という腫瘍を疑ったようです。紹介された専門医も、この診断のためにいろいろな検査を組んでいました。この病気は内科医なら誰でも知っている有名な病気で、聖路加でも毎年六〜七例が診断されています。

ところがその二週間後、「先生のお考えはいかがですか？」と聖路加フレンズの会員でもあるSさんご夫妻が私の外来に来られました。Sさんは、しっかりとした口調で突然上がる血圧の記録を説明してくれました。精神的に不安定な方では、このように理路整然とした話し方はできません。

「かっ色細胞腫なら、このような血圧の変化があってもいいだろうな」と思いながら、しばらく三人で雑談となりました。

お二人は若い頃に税理士の資格をとり、長年事務所を持って仕事をされてこられたそうです。今は息子さんに仕事を譲られ、気の向いた時に昔からの常連さんの仕事をされているとのことでした。

私はお話を聴きながら、Sさんはきちっと仕事をされているにもかかわらず、突然何かのストレスや不安に襲われるようになってしまい、その結果として血圧が上がってしまう可能性もあるのではないかと思いつき、念のために翌日、心療内科医を受診していただきました。その結果の診断は「パニック障害」でした。

内科医が診断するまでの過程を考えてみると、なかなか興味深いものがあります。私の場合、実際には常に鑑別診断のアルゴリズム（ある問題を解くための一連の手順）を考えているわけではなく、患者さんの症状を聴きながら、知識と経験によって培われた直感とか連想によっていくつかの病名を思い浮かべ、確定するための質問を重ねてゆきます。

その時は、「パニック障害」の病名を思いついたわけではなく、Sさんの理性的な雰囲気の中に、何かご自分でも理解できない不安や緊張があるかもしれないと感じただけでした。

「パニック障害」は予期せぬ動悸、息切れ、窒息感、冷感または熱感などがパニック発作として突然起こり、一〇分程度でピークに達し短時間で治るもので、脳神経細胞間の情報をやりとりする中で、恐怖や不安に関係している神経伝達物質（ノルアドレナリン）と興奮を抑える神経伝達物質（セロトニン）のバランスが崩れる機能障害が原因と考えられています。寝不足、季節の変動、過緊張などが誘因となることもあります。

また起こるかもしれない、と不安に思う気持ちが長い間続いて持病になったり、いくつかの精神障害と重なることもあるようです。

Sさんは手慣れた仕事だからとご本人も気が付かぬまま、何らかの仕事のストレスを感じるようになられたようです。早めに専門医から病気の説明を受けることができ、少量の抗うつ薬を服用することによって、二か月後には発作も不安も激減して元気になられました。

大昔、医療は癒す者と癒される者という一対一の人間関係から始まったはずです。多分、お互いを知るところから話は始まったと思います。けれども現代では、時間的余裕もなくたくさんの人を診る効率化された医療が主流となり、患者さんの心理や精神的側面を無視して、すぐさま体の病気を探したり、限られた分野にだけ注目する専門的医療が重視される傾向にあります。確かにそのおかげで私たちの医療は発展し、そのためもあって有史以来まれに見る長寿を手に入れることができました。

しかし、専門的医療だけでは、解決が遠回りになってしまうこともあるのです。専門的医療と全体的医療（holistic medicine）は言わば縦糸と横糸のようなもの。このバランスが大切なのだと思います。

第二章 ＊ 癒す者と癒される者に よりよい関係を

医療においても成立した「相手をお互いに信じる」という人間関係

癒すことに医師が全力投球できた瞬間

八三歳になられたIさんの〝初舞台を祝う会〟の招待状が届いたのは、二〇一一年一〇月のことでした。芝居好きなIさんは稽古に通い、認められて短時間の脇役ながら、ある芝居に出演する機会が与えられたのです。二〇年ほど持病の狭心症を私が拝見していたのですが、症状が安定していたこともあって、二〇一〇年末、私の定年を機に、必要時には聖路加で診ることを条件に地元の医師に紹介したのでした。

十一月にホテルで久しぶりにお会いしたIさんは、以前にもまして顔色もよく大勢の人に囲まれて紋付羽織袴の晴れ姿でした。

初めてお会いしたのは三十数年ほどさかのぼった一九八七年、階段を上がる時に息切れと胸痛がする、と外来に来られた時です。当時Iさんは五九歳。某私鉄鉄道会社の幹部をされ、タバコは一日六〇本、四〇年間、ウイスキーを毎日三杯たしなむ豪傑でした。性格は積極的に人生を生きる典型的なタイプA型。入院して行った冠動脈造影検査では、左冠動脈から分かれた二本の分枝に狭い部分が見つかりました。

運動や精神的な緊張によって心臓の仕事量が増えた時、血管の一部が狭いため十分な血流（酸素）が心筋（心臓の筋肉）に行きわたらず、虚血状態になって狭心症発作を起こしたのです。当時、ステント（金属製の筒状の補強器具）は十分普及しておらず、バルーン（風船）で狭い部分を拡張するのが主な治療でした。

その後外来で定期的に拝見したのですが、Iさんの生活はガラリと変わりました。禁煙し、お酒もほどほどになりました。喫煙、過飲過食、糖尿病、ストレスのある生活、運動不足と、動脈を老化させる動脈硬化危険因子をたくさん持っておられたIさんは、元気なだけにがむしゃらに過ごしてきたそれまでの生活を反省し、健康的な生活へと大きく舵《かじ》を切られたのです。

外来でお話ししていると、その患者さんの性格がよくわかります。Iさんは小柄な方ですが、いつも目をキラキラ輝かせて笑顔を絶やさない話し好きです。下町風のざっくばらんな性格で、人を悪く言うことは全くありませんでした。

その後、明らかな狭心症はなかったのですが、初めの冠動脈造影検査の半年後と七年後に、念のため再び造影検査を受けていただきました。健康的な生活を送り薬剤治療を続けたのですが、冠動脈の数か所の狭い部分は改善していませんでした。そしてその後数年してから、ふだんより負担の大きい動きをした時、軽い胸痛が出始めたのです。

ニトログリセリンですぐ収まりますが、冠動脈の狭い部分が進行してさらに狭くなり詰まりかけている状態であることは明らかでした。再度バルーンやステントで冠動脈形成術を受けていただくことも考えたのですが、この際、確実な方法として、思い切って冠動脈バイパス手術を受けることをお勧めしました。

冠動脈形成術で十分広げることのできない冠動脈治療の最後の砦《とりで》は、バイパス手術です。体の他の部分の静脈や動脈を使って、大動脈と冠動脈の狭い部分の先にある冠動脈をバイパスするようにつなぎ、狭い部分が詰まってもバイパス血管を通して血液が心筋に流れるようにする外科手術です。

　心配そうに横で見守る娘さんに同席してもらったIさんに、私は心臓外科手術の説明をしました。その際のIさんの態度は実に明快で、「先生に任せたんだから、先生がいいと思う治療でいいですよ」と私の顔を見ながら言われただけで、説明図はほとんどご覧になりませんでした。通常ならネットで検索した資料を手に、ご本人とご家族が固唾《かたず》をのんでこちらを見守る方が多いのですが、Iさんにはそんな雰囲気は微塵《みじん》もありませんでした。

　私はこの言葉を聞いて驚きました。「任せたんだから……、先生のいいと思う治療法で……」。確かに患者さんが専門的なことを完全に理解するのは難しいでしょうが、自分の命にかかわる運命の決断を、どうしてIさんはかくも他人事のように言われるのか?――私はIさんの言葉の真偽を確かめながら、お二人に何度も同じ説明を繰り返しました。

そのうちに私は、「Iさんの性格もあるだろうが、一九年間の診療を通して私を信用してくれたんだ」と、ようやく考えることができるようになりました。そして、「そんなIさんを、なんとしてでも助けなければならない」という気持ちになりました。

医師は説明責任を全うし、患者さんは事情を理解して取るべき責任を分かち合う——癒す者と癒される者の立場を超えて、対等の立場に立つことが医療の理想です。人が医療を行う限り、ある確率で医療者が間違えることは避けられない事実です。よかれと思って治療しても、うまくいかないこともあります。これを踏まえて、患者さんと医療者は承諾書でそれぞれの権利や義務について契約を交わすわけですが、そんな関係を超えて、「相手をお互いに信じる」という最も崇高な人間関係がありうるのだという事実に、忘れがたい感銘を受けた瞬間でした。

現在も九二歳でお元気なIさん。そんな瞬間を共有できたIさんに、私は心から感謝しています。

一〇〇人の患者さんに一〇〇通りの医療があるべき

医療は物語で完結する

「先生、お母さんの血糖値の評価がAからD1判定になったよ。どうしたらいいの？」

癖のある日本語で話すのは、聖路加フレンズ会員で中国人のMさん。彼女は来日して三〇年、八三歳の母親を東京に住まわせ、上海と東京を往復して商売をしています。お兄さんはニュージーランド在住で、海外を行き来して仕事をしている典型的な華僑家族です。真剣なまなざしで食い入るように私を見つめるMさんと話していると、会話の真髄は言葉の正確さではなく、まごころだということをつくづく感じます。

お母さんのデータを見ると、血糖値は99mg／dl、ヘモグロビンA1cは5・7でした。前回と比較して値は多少上昇しており、糖尿病学会の基準値はそれぞれ109以下、5・5以下が正常とされているので、D1と判定されてしまったのです。

私は常々この基準値は、特に高齢者には厳しすぎると感じています。生理的にも六〇歳を過ぎると糖を燃やすインシュリンという、膵臓から分泌されるホルモンが低下するので、血糖値は高くなりやすいのです。

外来でお会いしてお母さんの食生活や運動習慣などのライフスタイルをお聞きしても、年齢相応の妥当なものでした。今のお母さんの年齢なら、ヘモグロビンがA1cが6・5以下なら正常範囲と考えるべきでしょう。この血糖値については放置して問題がないことをご説明しました。

例えば、たくさんの患者さんの空腹時血糖値を低いものから高いものまで横に並べてみると、富士山のように真ん中にたくさんの人数が集まり、低めと高めが裾野のように広がります。これは正規分布と言って、普通に見られる現象です。その両端5％を異常値として切り捨て、真ん中の多くの部分を基準（正常）値として説明するわけです。

しかし本来、検査値というのは正常か異常かを○×式に単純に決めるのではなく、年齢・性別・生活環境・ライフスタイルなどを考えながら、全体（富士山の図の横軸）の中で、自分はどこに位置しているかを見極め、自分の健康度を評価するための参考にすべきものなのです。

高齢者なら、生理的な条件の違いから血糖値は高いところに位置する人が増えるのです。壮年者で高めであれば、検査値をなるべく真ん中に戻すためには、どのように健康的な生活を送るべきか、例えば、食べ過ぎはないか、運動不足はないか、睡眠不足はないか、仕事や家族との間にストレスはないかなど、自分の生活習慣をしっかり顧みて、医療者に相談しながら是正する必要があります。

検査値のことを考えながら、私は〝集団と個人〟という問題に思いを巡らせました。「智に働けば角が立つ。情に棹《さお》させば流される。意地を通せば窮屈だ。とかくに人の世は住みにくい」という漱石の『草枕』の有名な冒頭部は、集団と個人のバランス感覚を言い得て妙、という文章です。湯治場の風情を満喫しながら、濁世《じょくせ》の塵を洗い流している主人公の気持ちが伝わってきます。

日本では、集団や社会を個人に優先する文化が長い間続いてきました。形式的な盆暮れの挨拶、めったに会わない知人との年賀状の付き合い、バレンタインデーとホワイトデーの狂騒などが思い浮かびますが、外国では親しい友人の間でしかカードやプレゼントの交換はないようです。封書の宛名も日本では住所の後に名前ですが、欧米ではファーストネームから始まります。

このように、私たちはおぼろげながら社会や世間を従来、どう思い描いてきたでしょうか？　例えばアジア人とは、アメリカ人とは、ヨーロッパ人とは、そして日本人とは？　私たちはその集団を特徴づけて、「あの人たちはこういう人たちだ」という考え方をしがちです。日本人は礼儀正しく温厚で控えめ、逆らわずに集団行動をしやすい。しかし逆に言えば、人前で自分の意見を言うのが苦手で個性がない、何を考えているのかわかりにくいと思われがちです。

しかし、それはあくまで一般論でしかなく、個人には通用しないかもしれないのです。その人とゆっくり話しながら、その人の考え方や行動、生活環境や人生を見極めない限り、その人を正しく判断することはできません。

これは医療にも当てはまる考え方ではないかと思います。私はMさんと話しながら、患者さんそれぞれが違った状況や条件下で人生を送っていることを考えると、それぞれの人に見合った医療、つまり、一〇〇人の患者さんには一〇〇種類の医療があるべきだと思いました。それを見つけるには、まずご本人やご家族が語り、私たちがその話を聴きながら個々の事情を考えて共に悩み、問題点を整理して解決策を探ることだと思います。この医療は〝物語による医療〟(narrative medicine)と言われています。

私は今、すべての医療はこの医療を目指すべきだと考えています。

「こうなったらどうしよう」という気持ちを逆手にとってみる

〝逆説志向〟の治療法

二〇一六年十一月中旬、Sさん（八〇歳男性）が私の外来を受診されました。

「頻回に尿意を感じて仕方がないのです。我慢していると下腹が痛くなり、膀胱が破裂しそうで血圧も上がってしまいます」

頻尿の原因は、膀胱炎以外にも膀胱機能障害、尿道狭窄などの病態が原因になることが多いのですが、専門医の検査結果を見るとどうもその傾向はなさそうです。

私は克明な記録とSさんの不安そうな様子から、症状の原因は心理的な要素が強いのではないかと思いました。そこで十分お話を聴いた後で、専門医の診断でも治療を必要とする状態ではないことを私からも説明しました。その後で、「Sさん、思い切って噴水のように失禁してしまったらどうでしょう。紙おむつをしていると、もっと派手にできるかもしれませんよ」と、ユーモアたっぷりに話しました。

Sさんはこの奇妙な提案にきょとんとした表情を見せながらとまどい、「紙おむつはねぇ……」と答えながら躊躇《ちゅうちょ》しているようでした。そこで、私は尿を我慢していても大事に至ることはない、症状のことばかり心配せずに、そこからもっと遠く離れて物事を見据え、鷹揚に構える余裕が必要ではないか、というような話をしました。薬は処方しませんでした。

四週間後、Sさんは「先生、治ったよ!」と嬉しそうな笑顔で現れました。Sさんは私が勧めたように、前回の受診の後、できるだけ尿意を我慢しようと決心したそうです。受診日に十三回だった排尿回数は翌日には一〇回に減少、八日目の朝にはパジャマ姿で〝待望の失禁〟をしてしまいました。膝下まで尿が垂れたとのこと。

「その時、どんなお気持ちでしたか?」と聞くと、Sさんは「なんだ、失禁なんてこんなことだったのか」と拍子抜けしてかえって安心したそうです。そこで、紙おむつに抵抗感がなくなってしまいました。

以後、失禁はなく、やがて紙おむつも夜間だけとなり、再診前日には排尿回数は六回と正常化、最大排尿量も400mlと増加し、血圧上昇もありませんでした。

「尿意を我慢して、失禁したり膀胱が破裂したらどうしよう」と、自分の身に不快なことが起こるかもしれないと過剰に心配することは〝予期不安〟と呼ばれます。この〝予期不安〟の現象を自分から逆に望むように意図的に仕向けるのが、〝逆説志向〟と呼ばれる心理学的治療法です。つまり「私はそれを欲する」という気持ちをぶつけ、不安の出鼻をくじいて恐怖心を中和させる治療なのです。

この〝逆説志向〟は二〇世紀半ばにウィーンの精神科医、ヴィクトール・E・フランクルによって神経症への対処法として開発され、現在では大脳研究の発達によってその理論の正しさが認められています。この治療法が有効となるには、①（身体的な要因ではなく）心理的要因が背景にあること、②患者さんの〝予期不安〟がどこに向かっているかがはっきりしていること、③患者さんが神経症的な思い込みに固執しないで「ひとつやってみようか」という柔軟さをまだ持ち合わせていること、④患者さんと医師との間に信頼関係があり、両者に多少のユーモアのセンスがあること——この四つの条件がそろうと成功しやすくなります。

いろいろな事例を見ていますと、〝予期不安〟を解消するためにはわざわざ医師のところに出かけなくてもよさそうです。「電車に乗って気分が悪くなったら困る」と思っている人は「思いっきり存分に気分が悪くなってほしい。そうしたら誰かに席を譲ってもらって、楽に目的地に行かれる」と強く望むと、気分が悪くならないのです。これなら自分で試してみることができます。つまり、精神的な自己治癒力がそこに働くからなのです。

フランクルは自身が創設した心理療法をロゴセラピーと名づけましたが、日本ではこのロゴセラピーを勉強している医師はごく少数であるため、〝逆説志向〟が診療に活かされる機会はほとんどありません。

どんな症状にも薬を処方する医師とむやみに薬をほしがる患者さん、という構図が多くの場面で出来上がっている現状を考えると、患者さんの心理・精神・自己治癒力を信じて、もっとゆっくり落ち着いて考える医療の姿勢が日本にも根付いてほしいものだと思います。

薬なしでも健康になれる、と自分を信じること

薬と毒は紙一重

二〇一六年九月初旬、八一歳のFさんが私の外来を訪れ、症状を訴えました。

「二か月前、転倒して大腿骨《だいたいこつ》を骨折し、他院で手術を受けました。その後、便秘がちになり、食欲が減退し、時々吐き気もあり、全く元気がなくなりました。10kgも痩せました」

心配そうに、奥様も同伴されています。さらに嗅覚も落ち、夜間に口も乾き、物忘れもひどくなった気がすると散々のご様子。Fさんは身長170cm、体重は54kgと少

し痩せ型です。診察すると、多少の筋力低下はありますが、目立った異常所見はありません。念のため撮った腹部レントゲン写真も正常範囲でした。

そこでさらにお話を聴いてわかったことは、近所の医師からたくさんの薬を処方されていたことでした。アローゼン／アミティーザ／レシカルボン（便秘薬）、バイアスピリン／エパデール（抗血小板薬）、ユリーフ（排尿障害治療薬）、アクトス／ネシーナ（糖尿病薬）、ドグマチール（抗精神薬。消化器症状にも有効）、エディロール（活性型ＶＤ３製剤）の一〇種類。訴えに対応して患者さんの症状を押さえ込もうという治療方針だったためか、次第に薬が増えていったようでした。けれども、食事が少なければお通じが不順になり、便秘になるのは当たり前です。

その時、Ｆさんは元気のない無気力状態で、腸の蠕動《ぜんどう》運動も低下していたのでしょう。そこで、私は二つの提案をしました。大きな病気が潜んでいないか知るために健診を受けていただくこと、もうひとつは自分の症状以外のことに目を向けるように努力すること——例えば散歩をしたり、映画・芝居・美術館・音楽会に行ったり、知人に会う、などです。

五週間後にお会いすると、少し元気になっておられました。健診の結果では軽い糖尿病が診断されましたが、たいしたことはないようです。「先生の助言で久しぶりに兄弟が集まる会を開くことにしました。そうすると、わざわざ奈良から兄も参加してくれて、大いに盛り上がりました。主人も楽しかったようです」と奥様のお話。

私は健診結果から他に大きな病気がないことに安心し、「体調不良は薬の飲みすぎかもしれませんよ。少しずつ薬を減らす方向で、主治医に相談されては如何でしょうか」と話しました。そして、体調のことばかり気にせず、何か楽しいことにまなざしを向けて充実した気持ちになることも大切だと、もう一度強調しました。

十一月下旬にお会いした時の第一声は、「先生、体重が４kg戻りました。体調もよくなりました！」でした。そこで最近一か月半の生活をお訊きすると、一〇月には七回外出して人と会い、一回は友人が訪ねてきてくれたそうです。そして、

「薬は全部やめました！」

「えっ、全部やめちゃったの？　よく決心がつきましたね」

私は実際、びっくりしました。薬は命綱と考える患者さんが多く、薬をすべてやめ

る方はめったにいないからです。すかさず、奥様の答えが返ってきました。

「悪くなれば、先生が何とかしてくれると思いましたから」

年末には体重がさらに2kg戻りました。懐かしい昔話をしていると、患者さんは元気になります。若い頃は俳優の仕事をされ、三〇歳代で音響関連の分野に転職して立ち上げた企業は今、アメリカにいる娘さんが引き継いでおられるそうです。船とカメラが趣味で、昔、憧れだったヨット、〝グランドバンクス〟を買ってきた話になった時には、「車で言えばロールスロイスですよ」と満面の笑みをたたえて嬉しそうでした。

このエピソードには三つの大切な要素があります。まず、ご本人が「薬をやめてみよう」と決断する勇気を持てたこと、その決心を支える家族の協力があったこと、そして患者さんと医療者の間に信頼関係があったことです。結局、Fさんが術後に必要だったのは、たくさんの薬を飲むことではなく、「薬なしでも健康になれる」と自分を信じることだったのです。

日本は多分、世界一の薬の消費国です。ヨーロッパでは風邪をひいてもカモミール茶などを飲みながら体力の温存につとめる人が多く、日本のようにすぐに薬を飲む習慣はありません。私たちはもう一度、「薬と毒は紙一重」という事実を肝に銘ずる必要がありそうです。

健診を受けた後、むなしい気持ちになる——そんな経験はないだろうか？

若い健診スタッフにもご理解を

二〇一二年二月、八一歳の聖路加フレンズの会員の方から次のようなお手紙をいただきました。

「私はフレンズ会員になって十二年目ですが、いたって健康でフレンズとの接点は一日人間ドックのみです。以前に比べると、スタッフの陣容や設備などシステム全体が飛躍的に向上していることには満足しています。しかし、帰宅時には、なぜかむなしい気持ちになるのです。私なりに考えてみますと、その原因は、説明・指導する医師や看護師のデータ主義・減点主義にあるのではないかと思えるのです。

私は今まで、一度も長所を指摘されたり、ほめてもらった記憶がありません。通り一遍の説明や上から目線の指導ではなく、ほめて励ます言葉も必要ではないでしょうか？」

そこで、私は次のようにお返事を書きました。

「お手紙にありました〝健診後のむなしさ〟については、私も常々感じるところです。健診データの基準値はご存知のように若年〜壮年を中心に作られたもので、高齢者には必ずしも当てはまらず、体の衰えに応じて臓器も衰える高齢者の基準値はもっと甘くすべきだと考えています。

しかし、年齢別の基準値はありません。しかも通常の健診では、メンタルヘルスに関する検査項目はほぼゼロなのです。

ましてや、三〇〜四〇歳代の医師や看護師が、両親あるいは祖父母と同年齢の受診者が何を考え、何に悩み、どんな話をしたいのかを短時間で理解して対応することは、私の経験からしても至難の業です。ですから結局のところ、受診者の気持ちに寄り添う前に身体的な病気を探すことに終始してしまい、答案を採点する教師のように、機械的に病気の有無の説明になってしまうのだと思います。出会った人間同士の共感や感慨にまで思いを寄せる余裕がない、あるいはそのことにさえ気づかないのです。

未だ浅い人生の経験不足を、せめて職業的な訓練を重ねることによって、少しでも補う努力が医療人には必要なのだと思います」

現在、聖路加では平日の毎日、一六〇名の受診者を迎えて健診をしています。医師、看護師、コ・メディカル、事務の四職種がそれぞれ仕事を受け持ち、健診は朝八時から午後まで、受診者を時間帯でグループに分け、滞りなく業務が流れるように工夫しています。一通りの検査は二時間ほどで終わり、軽い昼食をとっていただいてから午後に担当医師との面談となります。

私の経験から患者さんと自分の関係を考えてみると、自分が不惑の年になるまでは、患者さんの運命は自分とは別世界の出来事でした。四〇歳代に自分と同世代の心筋梗塞の患者さんに出会って初めて、「もしかしたら自分も……」と考えるようになり、天命を知る頃に、ようやく命とか寿命を自分の問題として感じることができるようになりました。

還暦を過ぎると自分に残された時間をある程度意識することができるようになり、耳順《したが》う歳を越した今、ようやく患者さんと同じ目線に立てるようになった気がします。慎み、人への共感や思いやりは、そのような年齢的な心境の変化の中から生まれやすいのだと思います。

医療者が受診者の心情を察し、気持ちを一〇〇パーセント理解することはできないかもしれません。それでも受診者に不安や悩みがあれば、できるだけその気持ちに寄り添って理解し、症状や病気の後ろに立つ患者さんという人間に照準を当てることを怠ってはいけません。そうすることによって、案外思いがけない共通の趣味や考え方に気づいたり、あるいは同じ経験や思い出に親近感を持ったり、ことによると自分の親や祖父母と同じ時代を生きた受診者に、肉親への想いを重ねる気持ちを持つこともできるかもしれません。

医療は単に病気を見つけ、治す仕事ではなく、〝人と人との出会いである〟という職業観が求められているのだと思います。

医師は患者さんに寄り添い、患者さんは主体的に病気と向き合って

日野原重明先生から学んだこと

初めて日野原重明先生とお会いしたのは、「よど号ハイジャック事件」の翌年、一九七一（昭和四六）年四月。私が内科研修を始めた時で、先生は当時五九歳。ご自分でもおっしゃっているように、「この事件で危うく落とすところだった命を新たに与えられた気持ちで、残された時間、全力を尽くして社会のために捧げたい」と決意された時期でした。確かに先生の診療に対する姿勢は、他の医長先生方とは格段に違っているのがわかりました。

毎週火曜日朝八時からの回診は、研修医にとっては前夜からの症例提示の準備に胃が痛くなるほどの綿密ぶりでした。担当の患者さんについて、入院の理由、既往歴、診察所見、検査データの分析、入院経過など一時間ほどきめ細かく次々に質問されました。「この人はマンションの何階に住み、エレベーターはあるのか」、「軟食という指示が出ているが一日何グラムの塩分が含まれているか、君は知っているか」――すべてこんな具合で、通り一遍の返答では納得されませんでした。

その後のベッド・サイドでの診察は、「病気を治すには患者さんその人の生活や人生を知り、寄り添って癒さなければならない」という徹底したプライマリー・ケア（総合診療）の精神、つまり診療の心得はその一本の木を見るだけでなく、周りの森全体を見なければ、その木のことは正確には理解できないということです。

そして、物質的に豊かになっても心が貧しければ、安定した幸せな生活は送れないという先生の信念から、診療ではメンタル・ケアを含めた全体的医療の概念がすでに具現化されていました。それは、先生が深いキリスト教信仰を持つご両親のもとで教育を受けられ、アメリカ留学中に知ったウィリアム・オスラー（一八四九～一九一九年）に私淑《ししゅく》していたことからもうかがえます。

　現在当院で採用しているコンピューター記録システムも、当時先生が提唱されていた患者さんを中心としたＰＯＳ記載法（訴え・所見・評価・治療方針ごとに整理した記録）が踏襲されています。この合理的な記載法を日本中に広めるために、先生は努力を惜しみませんでした。

　札幌市医師会から講演を依頼された際には私も同行しましたが、先生は飛行機の中でもずっと原稿を書き続けておられました。またホテルに着いてからも、翌日の講演のための図表を二人で夜中までかかって納得がいくまで手直ししました。その時、先生の手抜きをしない仕事への態度に感銘を受けたことを思い出します。

　さらに今から四〇年ほど前、先生が外務省から委託されて主要国東京サミットで数日間迎賓館に詰められていた時のことです。ホワイトハウス付きの医師との面談の後、先生は私に、

「林田君、彼らは大統領専用の輸血バッグを持ってくるんだよ。彼らにとって東京はジャングルと同じなんだ。日本の医療はこれではいけない」

と静かに言われました。日本の医療のレベルを高めるために、いつでも遠くを見つめておられた先生でした。

また、ある意味で先生は革命家でした。病院を新築した際、多くの反対や非難を押し切って、新病院の外来廊下にたくさんのコンセントを設置しました。それからわずか三年後の地下鉄サリン事件で、それが何百人という患者さんの応急手当に役立ったことは、先生に先見の明があったことを示しています。

日本医師会や学会の反対を押し切って、患者さんが自宅で血圧を自分で測ることも推奨しました。今では自己血圧を測定し記録することは、高血圧症の患者さんでは常識となっています。

また、病気は医者が治してあげるのではなく、患者さん自身が主体的に病気と向き合うべきだとの考えから、それまで〝成人病〟と言われていた概念を〝生活習慣病〟と言い換えたのも先生でした。加えて、先生がハンセン病患者を救うための特効薬、プロミンを東南アジア各国に寄贈する運動の先駆けとして活動されたことも、忘れてはならない業績でしょう。先生の頭の中には、いつも「Adventure in Christianity（キリスト教精神による冒険)」という、聖路加の創始者、ルドルフ・B・トイスラー先生の言葉がしっかりと刻まれていたのだと思います。

このように先生とごいっしょする機会をいただいて、「この先生と同じ時間を生きていて光栄だ」と感じた思い出は尽きることがありません。私は今、日野原先生が創設された「聖路加フレンズ」を引き継いで会員の皆さんのお世話をさせていただいていますが、これを先生の遺志として、さらに力を注いでいきたいと思っています。

第三章 ＊ 医療ができること、できないこと

最期の日が来ても、精神は自分の人生をとらえようとしている

いつまで医師は患者さんに寄り添えるか

避けられなくなった運命を何とか受け入れようとする患者さんを、どのように支援すればよいのか？——これは、私が医療者として今までかかわってきた多くの問題の中でも、最も重要で本質的なものだと思います。二〇一八年の二月、そのことを思い返す出来事がありました。

Uさんは八三歳男性。二〇一六年の暮れ、健診の腹部エコー検査で膵のう胞を疑われ、その後のＣＴ検査で膵臓がんと診断されました。初めてお会いしたのは、黄疸《おうだん》に

対するドレナージ手術（胆管に管を通して胆汁を体外に導く黄疸の治療法）と組織診断のために入院された翌年四月のことです。

寡黙で泰然自若《たいぜんじじゃく》としたその風貌からは、すでに覚悟して膵臓がんに臨んでおられる様子がうかがえました。会話中、「ランディ・パウシュの〝最後の授業〟をご存知ですか？」と訊かれましたが、私は知りませんでした。

パウシュはアメリカのコンピューター・サイエンスの教授で、二〇〇六年に四〇歳代で膵臓がんになり手術を受けましたが、二年後に再発して亡くなりました。その前年に大学で行われた〝最後の授業〟がYouTubeでも話題になり、本としても出版されました。その内容は、父親が自分の子供たちにも向けて夢を実現することの大切さを語る話でした。今思えば、Uさんはそれ以来、パウシュの想いをたどりながら過ごされたのだと思います。

その後がんの組織診断がなされ、まだ転移もなかったため五月末に手術を受けられたのですが、二か月後には腫瘍マーカーの上昇とCT検査で肝臓転移が認められました。その時はまだ、「できるだけやってみようと思います」と生きる意欲を持っておられました。お話を聴きながら、「人生で大切なのは長さだけでなく、その濃度と充実感ではないか」とお答えしました。

その後、主治医から「余命平均六～十二か月」と告げられてからも、九月には私が関係する心理療法の講演会に娘さんと来てくださいました。しかし、十一月には高熱が出始め、緩和ケア外来を勧められて受診し、帰りに私の外来に寄られました。「受け入れられることと受け入れにくいことがある」、「緩和ケアに紹介されて、いよいよ最期が見えてきたって感じかな」と胸の内を話してくださいました。その時は私も外来中であったため、Uさんの気持ちの変化に十分な時間を取ることができず、今でも思い返すと絶好の機会を逸してしまったと悔いが残っています。

二〇一八年一月に入ると、「やりたい仕事は全部やった」、「何を楽しみというか、目標に生きていけばいいのだろう?」、「なんでこんなになっちゃったのかなぁ。一年前までは元気だったんだ。最近は歩くのも苦しい。野球の星野監督も膵臓がんだったからね」などいろいろな感情を吐露《とろ》しながらも、自分の人生の意味を最後まで確かめているように思われました。

一月二六日に緩和ケア病棟にお見舞いすると、「あっ、先生が来て笑った！」と娘さん。頬はこけていましたが、目は笑っていました。私はUさんが聴いておられるのを意識して、次のように娘さんにお話ししました。

「自分が発病したのが認知症の奥様を施設に入れた後でよかった、と言われたこと、わざわざ九月の講演会に来てくださったこと、『独りでいるといろいろ考えますけどね』と言われながらも家族をいたわり、自分の人生を振り返りながらこれからの生き方を模索されてこられたことなど……。お父様は立派に独りで痛みと不安に耐えて過ごされた一〇か月間だったのですよ」と。

同月三〇日に伺うと「声が出ないんですよ」と小声で喉を指されました。私はUさんの温かい手を握りながら言いました。

「全く心配はいりません。専門家もいますから、痛みも苦しみもない。怖いことは何もないんです」

優しく微笑んで聴いておられるまなざしは〝受容〟の表情でした。私も「これでお別れ」との印象を受けました。握手だけでは物足りず、思わずUさんの額に自分の額を当てて、「大丈夫ですよ！」と心の中で励ましました。

二月一日には閉眼して眠っておられる様子だったので声はかけず、「あと一～二日ですね」と娘さんを廊下で労《ねぎら》いました。翌朝Uさんは旅立たれましたが、娘さんは一晩中、傍《かたわ》らで子供時代からの楽しい昔話を話して過ごされたとのことでした。

患者さんの状態が医学的な処置では治せない段階になると、通常、医師は手を引いて緩和ケア・チームに任せてしまうのが普通です。しかし、患者さんの体が終点に来ていても、精神はまだ自分の人生をとらえようとしているように思えることがあります。医療者はそこまで理解して、患者さんに寄り添う必要があるように感じています。

たじろがず「病気はお任せ」くらいの気持ちが丁度いい

「いよいよ来たか」という大病に身舞われた時の極意

「最近、多少の胸の違和感があります。主治医には弁膜症だと言われました」と知り合いの医師からの紹介で外来を訪れたのは八一歳のOさん。二〇一四年七月のことです。症状や診察・検査によると、不整脈や心不全などの心臓合併症や他臓器の病気はなかったものの、進行した大動脈弁狭窄症という弁膜症でした。心臓から大動脈に血液を押し出すところにある扉のような弁が開きにくいのです。原因は動脈硬化によるもので、高齢者に多い病気です。

Oさんはご自分の病気に関しては大変な勉強家で、治療法は開胸して人工弁に換える弁置換手術、カテーテルを動脈に差し込んで人工弁に置き換える形成術（タビ）、それに薬で様子を見る内科的治療の三種類があることはご存知でした。

しかし、すでに内科的治療で対応できる状態ではなく、手術かタビを選ばなくてはなりませんでした。「できればタビでやってもらえないか」というOさんのご希望で、私は某大学の専門医を紹介しました。そこで入院検査した結論は「弁膜症以外の病気がないので日本でまだ実績の浅いタビをするよりも、ご本人の負担は大きいが、実績のある手術のほうが安全で確実である」というものでした。紹介してくれた主治医も私もその考え方に賛成しました。

Oさんは大変な手術を勧められたわけですが「それなら聖路加で」と即断され、一か月後の九月初めに無事、手術を終えたのです。

大きな病気と診断されると、誰もが「いよいよ来たか」という気持ちになります。「生病老死」という言葉は理解していたつもりでも、自分だけは例外であってほしいと思うのが人の常です。その時の気持ちを順序立てて整理してみると、①「まさか」

と思って確認する、②病気を理解し、治療を委ねる医師や施設を探す、③その間に病気になったという事実を受け入れる、④最善を尽くそうと努力し、家族もそれを支えようとする、という経過になるのだろうと思います。

Oさんの場合は、できるだけ多くの情報を集めて考えられたようですが、①から④までの経過がとても短時間だったように思います。そのわけは術後しばらくして頂戴した、若い頃の出来事をまとめた自叙伝、「納豆売りの青春」を読んで納得できました。

納豆製造を家業とする東京下町の家に生まれたOさんは、昭和二〇年三月九日の東京大空襲の際、納豆室に潜んで九死に一生を得たのです。当時の体験は深く脳裏に刻まれたようで、その記載は延々三六ページにも及んでいます。窮地に陥った自分の状況を精一杯跳ね返そうと努力しても、最後には人間の力ではどうにもできないことがある、「人事を尽くして天命を待つ」という考え方をOさんはこの時、体得されたのでしょう。今回、弁膜症と診断され手術が必要だと言われた時、そこでたじろぐことがなかったのは、七〇年前に学んだ通り、すでに心の準備ができていたのだろうと思います。

さらにOさんのきっぷのよさも幸いしました。手術後しばらくして、Oさんに「術前は何を考えましたか？」とお訊きすると、

「何も考えなかったよ」。

そんなはずはないのですが、そう言い切るところがOさんらしいのです。

「手術後はどう思いました？」

「命をもらったと思った」

努力して天命を待ち、再び得た命。Oさんは東京大空襲の時のように、「自分は何か大きなものに生かされている」と感じたに違いありません。

もうひとつよかったことは、入院中俳句を作り続けたことです。自分の病気のことばかりに神経を集中させて「ああでもない、こうでもない」と悩むより、「病気はお任せ」とでもいうような気持ちで、自分の精神をほかのことに集中させるのです。これは難しいことですが意外な効用があって、自分の病気を少し離れた位置から眺めることにもなり、冷静になれるのです。

不幸や災難に見舞われた時、「どうして自分だけがこんな不運な目に遭うのだろうか？」と嘆き悲しむのではなく、「これは自分を高めるチャンスだ」と前向きに考えることができるようになれば、あなたの人生はもっと豊かなものになるはずです。

生存中に課題が完成できなくても、全力投球する生き方があった

精神の高みを目指す人に医療は何ができるか？

二〇一四年二月、八一歳のKさんは心原性脳塞栓症（心臓にできた血栓が飛んで脳血管に詰まる病気）のため地下鉄銀座駅で卒倒、頭部打撲による急性硬膜下血腫も併発して聖路加国際病院に入院、意識の戻らぬまま五日後に亡くなられました。

一九九四年に狭心症で初めての入院以来のお付き合いで、心不全、消化管出血、脳梗塞などで入院は全部で一〇回を数えました。喫煙・飲酒の習慣はないものの、五〇歳頃から高血圧、糖尿病、脂質異常症のあったKさんは、動脈硬化の進行しやすい体

質でした。

自分の健康を顧みずに働いているKさんが外来に来られると、私は「Kさん、お仕事もほどほどにしてください。せっかくの命がもったいないじゃありませんか」と小言ばかり言っておりました。いつもきちっとしたネクタイ姿のKさんは、その時は困ったような表情で神妙に「申し訳ありません、先生にこんなにまでご心配いただいて。これからは気を付けます」と、二〇年間同じご返事でした。

一般的に大きな病気をしたり入院を繰り返すと、さすがに身の危険を感じて仕事を縮小したり活動範囲を制限して、より長い人生を過ごそうと軌道修正する方がほとんどです。ところが、Kさんは、その理屈を十分ご承知であったはずなのに、そうはされませんでした。

文化庁関係のお仕事に携わっているとお聞きしていましたが、「どうして、あんなに熱心に仕事をされるのだろう」と、ずっと不思議に思っておりました。

Kさんが亡くなった後で奥様とお会いして、そこで初めてKさんのことをゆっくり伺う機会がありました。

Ｋさんは群馬県安中市のご出身で、同郷の新島襄《にいじまじょう》に私淑した青年時代を送られたようです。ご存知のように新島襄は明治の時代、国を改革して近代化の先駆者たらんと海外留学して神学を修め、キリスト教主義教育を目的として同志社大学の前身である同志社英学校を創立しました。

Ｋさんは現在の筑波大に入学するも、国際基督教大学（ＩＣＵ）が湯浅八郎を初代学長に迎えてリベラルアーツ・カレッジとして開校するやそちらに転校、一九八人の一期生の仲間に入られました。

卒業後は文部省から文化庁に移られ、日本の伝統文化（地域社会に根差したお正月行事、田植え祭り、お神楽、盆踊り、民謡、仕事唄、民族舞踊など）の保存・支援活動をライフ・ワークにされ、財団法人の常務理事として組織作りや資金集めに奔走する毎日でした。

そこには、明治以降、衰退してゆく日本の伝統文化に対するＫさんの哀惜の念があったように思います。

奥様のお話を聴きながら、私は二つのことを思いました。①私はＫさんの体と心を診ていたつもりでしたが、Ｋさんが目指した精神の高みには気づかなかった、②自分に与えられた課題が生存中に完成する見込みがなくても、人間はそこに全力投球する生き方をすることができる。

医療者というのは通常、体の健康だけを診ようとしますが、Ｋさんのように大きな意味のある目標を持って生きている人に対して「体の健康のためにそれは止めたほうがいい」と忠告することは、その人から「生きがい」を奪ってしまうことにもなりかねません。

「体の健康」と「生きがい」を天秤にかけて悩みながら生きる人に寄り添う――これも医療者の仕事なのだと思います。たとえ自分の体が朽ちても、自分が信じたことを実現しようと努力されたＫさんの生きざまに、私は大きな感銘を受けました。

「医療は何ができるか？」――Ｋさんは私に宿題を遺していかれたような気がしています。

よく生きた者には潔い死が訪れる、見事な死は他者の心に生き続ける

死ぬことは生きること

Ｈさんは八四歳の男性。一〇年前に喉頭がんの手術を受け、その後放射線照射を受けておられました。それから少しずつものを飲み込むことが難しくなり、数年前からはうっかりすると、飲み込んだものが気道に入って起こる誤えん性肺炎を繰り返すようになりました。

奥様も病気がちで私の外来に通われていたのですが、Ｈさんはその年になって同伴する体力もなくなり、ものを飲み込むことがますます困難になって五月に入院されま

した。

当時意識はまだはっきりされており、検査でもがんの再発はなかったのですが、ペースト食でもむせてしまいます。肺の組織が硬い組織に置き換わっていく間質性肺炎も少しずつ進行しており、主治医は栄養補給の目的で腹壁に穴をあけ、そこからチューブで胃に直接流動食を入れる胃瘻《いろう》造設を勧めました。通常の食事はできなくなりますが、そこからチューブで水分と栄養を補給すれば、この状態を数か月から数年維持することが可能です。

ところがHさんは明確にご自分の意志で、その治療を拒否されました。そのため、点滴による水分補給のみで栄養はほとんど補給されない状態となりました。それでも私の顔を見ると必ずニコッとされ、黙って手をギュッと握ってくれました。そんなことが数日続き、たまたま一週間の留守の後お部屋に伺うとすでに意識はなく、その翌日にご家族に見守られて旅立たれたのです。六月初めのことでした。

私はそれまでの数か月間、奥様からいろいろお話をお聴きすることができました。

Hさんはある大学で語学力を活かし、学生や職員の渡航や海外滞在のお世話の仕事をされていたそうです。

定年後はお二人でいくつかの国を訪れ、気に入ったアメリカのサンディエゴに一〇年間在住し、帰国後も何度も好きな船旅をしてお二人の時間を満喫されました。奥様も今までの人生を振り返り、カラヤン初来日の指揮を宝塚で聴いたこと、チェコ・フィルによるドボルザークの「交響曲第九番 新世界より」に一番感動したこと、二六年間日本画家の松尾敏男氏に絵の手ほどきを受けたこと、歌舞伎の片岡仁左衛門の大ファンであることなどを話してくださり、「私も病弱の身ですので、もし逆の順番であったとしても主人と同じ決心をしたと思います」と胸の内を明かしてくれました。

私は、そのお話にさわやかな感動を覚えました。それは、お二人が自分の人生をとても大切にしていると感じたからだと思います。

私たちは子供の頃から、ややもすればいつも結果を出さなければならない状況で教育を受け、大人になってからも業績や成果を残すことだけが人生の目的であるかのようにして生きていることが多いのではないでしょうか。ところがHさんご夫妻を見ていると、人生はそれだけではない、むしろ年を取ってからはかけがえのない体験を積み重ねることのほうが、あくせくと働くことよりも人生をより深く、また毎日を感謝して味わうことにつながるかもしれないと考えさせられました。

そして、Hさんは最後に、自分のこれまでの人生は素晴らしい体験に富んだ意味のあるものであったと、毅然とした態度で示されたのだと思います。

よく生きたものには潔い死が訪れる、見事な死は他者の心に生き続けるという二つの意味で、私は「死ぬことは生きることだ」という言葉を思い出しました。

残された時間、家族は苦しみながらも心を寄せ合うことができる

人生の最期に学んだこと

今回は、二年間の闘病生活を経て旅立たれた患者さんのお話です。

Mさんは七六歳の専業主婦。ご主人は会社役員で、結婚した長女と仕事をしている二女は米国に滞在し、ご夫妻は休暇には日本と米国を往復してゴルフを楽しむというなんの不自由もない生活でした。そこに、青天の霹靂《へきれき》のように病魔が襲い掛かったのです。

二〇一七年五月、数か月前から腹部膨満感と便秘傾向が続き、近くの病院を受診し

ました。そこでの詳しい検査で、骨盤内や肝臓に複数の腫瘍が発見されたのです。六月には他の病院でこれらの腫瘍をできるだけ摘出し、人工肛門を作る手術が行われました。病理診断では卵巣がんと判明。聖路加での婦人科治療を希望して転院され、私も昔から存じ上げていた方なので、それ以降かかわりました。

まず抗がん剤でがんを小さくした後、チャンスがあればがんをなるべく取り除く手術を追加する方針となり、さっそく六月末から週一回の化学療法が始まりました。白血球減少の副作用で治療はしばしば延期されましたが、ようやく十一月下旬には再手術を受けるまでにこぎつけました。

その間Mさんは、「今まで健康で、病気をしたことがなかった。初めての試練だと思って頑張るつもり」と決意を見せておられました。しかし治療中、全身のだるさ、吐き気、腹部不快感など副作用も辛かったはずです。

当時、時折帰国していた二女のNさんから「父親は物事を自分中心に考えて、母親にも完璧さを要求するタイプ。だから、両親を日本に残して米国で仕事を続けるのには不安がある」と相談を受け、私も「お母様にこれから時間がどれほど残っているかはわからない。後で後悔しないように、職場を日本に移してはどうか」と勧めました。

再手術の後は順調で、翌年三月にはご夫妻で行きなれたカリフォルニアに久々の旅行をし、娘さんたちと共に時間を過ごしたりゴルフを楽しむことができました。この状態は一年二か月続きました。

ところが二〇一九年五月、右下腹部に痛みが現れ、また腫瘍マーカーの上昇から再発が認められたのです。再発した卵巣がんは手ごわい相手です。六月にはその後の治療方針を決めるために、当院の腫瘍内科医をご夫妻、Nさんと私で訪ねました。

ところがその場でMさんは突然堰《せき》を切ったように、「私は今まで、夫の仕事を優先して自分のことはすべて我慢してきたのに、どうしてこんなに苦しまなくてはならないのだろう」と持っていきどころのない苛立《いらだ》ちをぶつけました。

Mさんが大きな不安の中で気持ちが高ぶり、動揺している様子は理解できましたが、私は忙しい日程の中で時間を取ってくれた専門医の手前、病気の治療方針とは直接関係のない話で時間を取ってはならないと感じ、「今、ここでそんなことを言われても、ご主人がお気の毒だと思いますが……」と制しました。

しかし、これはMさんが夫の前で初めて自分の心の叫びを正直に吐露した瞬間でもありました。今思えば、もう少し思いの丈を話させてあげればよかったかと、後悔の念もあります。

その後の治療は強い副作用のない緩めの化学療法と決まりましたが、病状は改善せず、七月中旬には三回目の入院となりました。二女のNさんはすでに仕事を東京に移してご両親の近くに住み、仕事の傍ら毎日のように母親に付き添っていました。私が伺った時には、「退屈だわ」と冗談が出ることもあり、あるいは落ち込んでほとんど話をされないこともありました。

ある日、ご主人が奥様の下肢を丁寧にマッサージしているのを見て、ご家族の気持ちが少しずつ歩み寄っているのではないかと感じることができました。八月には緩和ケア病棟に移り、鎮痛薬とステロイドの点滴が始まりました。痛みも苦しみもなく、好きな時に好きなものを食べられました。長女ご夫妻も米国から駆け付け、皆さんでゆっくりとした時間を過ごされました。そして、Mさんはご家族に見守られながら、八月末に旅立たれたのです。

Nさんが母親から聞いた最後の言葉は、「あなたは、これから自分の思った通りの人生を生きるのよ」だったそうです。それは自分の人生を生きることのできなかった母親が、娘に託した最後の夢だったのかもしれません。

自分の寿命があと数週間しかないという時期になると、その限られた時間の中で患者さんとご家族は苦しみながらも、今まで体験できなかったような濃縮され充実した日々を過ごすようになることがあります。「これが最期で、もう二度と巡り会えない」と考えると、お互いをことさらにいとおしく思えるのでしょう。Mさんご一家もこの二年間で、それぞれが人間的に多くのことを学ばれたのではないかと感じました。

「これから」の時間を積極的に活用して、さらに多くの収穫を遺していくことができる

命の終焉は華々しい収穫の時

二〇一八年三月初旬のよく晴れた土曜日、葉山マリーナ近くにある神奈川県立近代美術館に「白寿記念 堀文子展」を観に行きました。若い頃描いた自画像から始まって最近の作品まで、たくさんの絵をあたかも女流画家の堀さんとゆっくりお話ししているかのように楽しむことができました。

堀さんと初めてお会いしたのは二〇〇一年三月、胸背部痛を訴えて来院された聖路加国際病院の救急室でした。当時堀さんは八二歳。ＣＴ検査で大動脈解離（大動脈の

血管壁が裂けて壁の層が分離した状態）という恐ろしい病気と診断され、そのまま入院となりました。幸いにも内科的治療で痛みは一晩で消失する軽症型で、その後も大きな合併症もなく経過しましたが、入院中は血圧が上がらないように安静を保つのが原則です。

仕事に追われていた堀さんは痛みも消えたので、ベッドでじっとしているのももどかしく、さっそく一週間後には画商を呼び寄せ、病室の床いっぱいにブルーポピーの版画色紙を並べ、正座してこっそりサインを始めたのです。入院中に仕事をして血圧が上がれば再発作の危険もあるので、見つかれば主治医が厳重に警告するというのが普通です。

そこに運悪く主治医の私がトントンとドアをノックし、「堀さん、お具合はどうですか？」と姿を現しました。堀さんと画商は顔を見合わせ、仕事の即刻中止を指示されることを覚悟しました。ところが私は（実はその時のことをよく覚えていないのですが、堀さんが後で言うには）何事もなかったように、「堀さん、それじゃ手元が暗いでしょう」と消えたと思ったら、どこからかいそいそとライトスタンドを担いで来た、というのです。その時堀さんは「この医者なら信用できる！」と直感されたとか。

それ以来のお付き合いです。気さくで気丈な性格の堀さんは、退院後の外来受診も型破りでした。病気の話もそこそこに、「ほんとうに近頃の日本の男はだらしがない。これからの日本は心配だ」などとユーモアたっぷりに私と談論風発されます。しかしその毒舌にもかかわらず、どこか上品で洗練された雰囲気を漂わせておられました。

私にはもちろん、堀さんの多くの絵について述べる見識はありませんが、私が好きなのは「自然の美しさに、ただひれ伏すのみ」と大自然の様々な生き物を見つめる堀さんの優しく厳しいまなざしです。

自然を描いた多くの作品から、私の印象に残った一点を挙げるとすれば「ひまわり畠」でしょう。堀さんは一九八七年、バブル景気に浮かれる軽薄な日本の空気に愛想を尽かして、イタリアのアレッツォ郊外に居を構えます。戦後の大きな変化にさえ何事もなかったように何百年も続く伝統を受け継いで生きる村の人々の姿に、堀さんは元気を取り戻し、トスカーナの自然を描くことに没頭します。

「ひまわり畠」はそのうちの一枚で、敗残兵の行進のように茶色に枯れて首《こうべ》を垂れるひまわりのわびしい群れが描かれています。けれども堀さんは、このひまわりの命の終焉《しゅうえん》を決して悲しいものとしてではなく、「生涯の栄光の時を迎えて解脱《げだつ》の風格があり、種は次の生命を宿して、死は生涯の華々しい収穫の時」と表現したのです。

私たちは、やがて訪れる死を侍《じ》して憂える必要はありません。これまでの生涯で得てきた多くの思い出を振り返り、そこに未だ悔いがあるなら、これからの残された時間を積極的に活用することで、さらに多くの収穫を遺していくことができるのではないでしょうか。

堀さんはご自分で言われていたように自ら悔いのない人生を歩まれ、最期まで絵を描きながら、二〇一九年二月に一〇〇歳の天寿を全うされました。

見事な生涯であったと思います。

第四章 ＊ くじけそうになる時、死に直面する時

人生の深い谷底まで降りて耳を澄ますと、自然に聞こえてくるものがある

どん底で見つけた〝生きる意味〟

樹木希林さんが亡くなってまもなく、ハンセン病をテーマにした映画「あん」を観に行きました。二〇一八年の秋のことです。ドリアン助川さんの原作はすでに読んでいたのですが、主演した樹木さんへの哀悼の想いも込めて、改めてハンセン病患者の気持ちを知ろうと思ったのです。

小説『あん』は、幼い頃ハンセン病に感染し、長年療養所生活を強いられてきた高齢の徳江がある時、どら焼き屋の千太郎と出会い、あんの作り方を教える物語です。

徳江は早朝から店に入り、水に一晩浸した小豆を選別し、「よく小豆の声を聞くのよ」と言いながらぬるま湯を何度も入れ替えながら炊き上げ、その工程を丁寧に教えます。それまで業務用のあんを使っていた千太郎は徳江の作ったあんがあまりに美味しいので、物事に対する執着の違いを感じて、自分のだらしなかったそれまでの人生を振り返ります。

私自身は、医学部を出てすぐに聖路加で日野原先生の指導のもとに研修を始めましたが、先生の患者を診る態度から、それまでの教育課程では想像もできなかった実に多くのことを学ぶことができました。それは「患者の一人ひとりから生活背景を聴きとる」ということでした。

美味しくなったあんのお陰でお客は次第に増えていきましたが、徳江の曲がった指がハンセン病らしいという噂が広まり、客足は急に遠のいてしまいます。徳江は「私のせいね」と告げて店を辞めますが、千太郎は世間体のプレッシャーから徳江を引き留めることはできませんでした。その後初めて療養所を訪れた千太郎は、徳江から身の上話を聞かされます――一四歳で家族から離されて名前まで変えられ、外の世界に出ることは絶対に許されない事実上の監禁生活。菓子職人だったご主人と結婚し、「私たち……生きようとしたのよ。……お菓子を作るのが挑戦だったし、闘いだったのね」。

徳江の指の形を見ただけで遠のく客。それはわが国が他国より四〇年も遅れて隔離政策を廃止することになった原因――つまり社会のハンセン病に対する無関心・差別・偏見から来るものだと思います。私も医者として、違法な隔離政策の事実を十分知らなかったことは申し訳なかったと思っています。

千太郎は手紙で徳江に、自分が大麻取締法違反で服役していたこと、そして面会に来た母親を冷たくあしらったことを告白し、こんな自分でもあん作りに執着が出てきたことを伝えます。徳江からの手紙には、「どんな夢にしろ、いつかきっと、求めているものが見つかる、そのきっかけとしてなんらかの声を聞くことがあると私は思うのです。……私には見えてくるものがありました。それはなにをどれだけ失おうと、どんなにひどい扱いを受けようと、私たちが人間であるという事実でした。……私たちは人間であること、ただこの一点にしがみつき、誇りを持とうとしたのです。……鳥たち、虫、木々、草や花。風、雨、光。お月様。すべてに言葉があると私は信じています。……あらゆるところに向けて耳を澄ませていて下さい。普通の人には聞こえない言葉を聞いて、聞いて、聞いて、どら焼きを作ってください」とありました。

悲惨な人生を送ってきた徳江は、本来ならこちらが守らなくてはならない弱い立場にいながら逆に千太郎を勇気づけ、人間には素晴らしい力があることを教えてくれようとするのです。私も、辛い病気と闘う患者さんたちから実に多くのことを学べたと思います。

三度目に千太郎が療養所を訪れた時には、徳江はすでに帰らぬ人となっていましたが、千太郎宛の書きかけの手紙が残されていました。
「私の心には、きっと、世の役に立たない人間は生きている価値がないという思いがあった……。煌煌《こうこう》と光る満月を見ている時でした。……月が私に向かってそっとささやいてくれたように思えたのです。お前に、見て欲しかったんだよ。だから光っていたんだよ、って。その時から、私にはあらゆるものが違って見えるようになりました。……私たちはこの世を観るために、聞くために生まれてきた。……だとすれば、教師になれずとも、勤め人になれずとも、この世に生まれてきた意味はある」

人生の深い谷底まで降りていって耳を澄ますと、自然に聞こえないものが聞こえてくるようになる――それは物理的に耳で聞くのではなく、心で聞くという態度です。つまり心の耳で相手の話に耳を傾けると、その人の生きた人生のメロディーが聞こえてくると考えることもできるでしょう。私はここに医療に携わる自分にも通ずるものがあるように感じました。

体は朽ちても、その人の思い出は人の心に生き続ける

もし、お別れの時がやってきたとしても

『100万回生きたねこ』（佐野洋子作・絵　講談社　一九七七年）という絵本がありま す。一〇〇万回も死んで一〇〇万回も生き返ったねこの話です。

生まれ変わるたびに王さま、船のり、サーカスの手品つかい、どろぼう、ひとりぼっちのおばあさん、小さな女の子などに飼われたのですが、ちっともうれしくありません。あるとき、だれのねこでもないのらねこになりました。自分が大好きなとらねこはとてもうれしくて、お嫁さんになりたがるたくさんのめすねこには目もくれま

せん。

　あるとき、白いうつくしいねこがあらわれて、とらねこは大好きになりました。そして子ねこがたくさん生まれ、幸せに暮らしました。いつまでも生きていたいと思いました。ところがある日、白ねこはしずかに動かなくなっていました。とらねこは初めて一〇〇万回も泣きました。そして、白ねこのとなりで静かに動かなくなりました。それからはもう、けっして生き返ることはありませんでした。

　とらねこは一〇〇万回の人生の中で、実は一度もほんとうの愛を体験したことがなかったのでしょう。飼い主にかわいがられ、大事にされ、甘やかされ、そしてたくさんのめすねこたちにちやほやされても、それでもちっとも幸せではなかった。とらねこは自分から誰かを愛したことがなかったからです。

　そして人生の最期で、とらねこは初めて本気で「誰かを愛する」ことがどんなに素晴らしいかを体験し、とても満たされた気持ちになれた。だから愛する白ねこが冷たくなってしまったときに、今までの人生では味わったことのないような悲しみを感じて一〇〇万回も泣けたのでしょう。そして泣きながら、突然、自分が一〇〇万回もの人生でどんなに人から愛されてきたかを知ります。本当に「愛する」ことのできる人は、また「愛される」ことにも感謝できるのです。

子供の頃に、「死んだ後はどうなるのだろう」というような漠然とした不安を感じたり考えを巡らせた経験をお持ちの方は多いと思います。それでも、青年期から壮年期には体力も気力も溢《あふ》れるほど満たされて、家庭を築き仕事の役割も増してくると、「人生はいつか終わりになる」ということは忘れて、せわしない時間を過ごす人がほとんどです。

ところが、還暦を過ぎて残された時間がそう長くないと感じた頃から、長い間先送りしてきたこの人生の大問題と、やや趣を変えながら再び向き合うことになります。それは、自分がそろそろ「人を送る」という立場から「送られる」という立場に移っていくという変化です。知人や友人の死の知らせが届くと、「自分はどのように死んでいくのだろう」と、他人事とは思えなくなるのです。

死というのは、生物学的には有機物質の酸化現象が終わるということですから、私たちの体は無機質になって自然に戻るわけです。けれども、人間の死というのは、物体がなくなるのとは少し違います。それは、体が朽ちてしまっても、その人の思い出はその後々まで残るという不可思議な現象です。

もうひとつ、スーザン・バーレイ作・絵の『わすれられないおくりもの』(小川仁央訳 評論社 一九八六年)という絵本をご紹介します。

アナグマはみんなにたよりにされていましたが、たいへん年をとっていて、死ぬのがそう遠くないことも知っていました。ある冬の朝、アナグマは長いトンネルのむこうへ行ってしまいました。

春になると、みんなでアナグマに教えてもらった思い出を話し合いました。モグラはつながる紙の切り方、カエルはスケート、キツネはネクタイの結び方、ウサギはしょうがパンの焼き方といった具合です。アナグマの残してくれたもののゆたかさで、みんなの悲しみもきえてゆきました。

私たちも周囲の人たちのために尽くしながら、そんな温かい思い出を遺せる人生を送りたいものですね。

衰えていく体の中に、すでに部分的な死がある

堀　文子さんに学んだ死の受け入れ方

画家の堀文子さんは、先述したように、二〇〇一年大動脈解離で聖路加に入院されて以来、外来診療で十二年間、その後も機会あるごとにお会いしてたくさんのお話をお聴きすることができました。その中でも、「老いるとは何か」、「死ぬとは何か」についての堀さんのいくつもの言葉を思い出します。

五歳で関東大震災を経験した堀さんは、たくさんの死を間近に見た経験から、小さい頃から「人間、最後は死ぬのだ」という冷めた意識をどこかに持っておられたよう

です。八二歳で大動脈解離を患った時には、「人は生と死が体の中でバランスを取りながら共存している存在であり、そのいずれかの勝敗は神のみぞ知る」という心境に至ったようです。そして、自分自身では生と死をコントロールすることができないことを知って覚悟が決まり、死が怖いという意識が次第に薄れていったそうです。

これは堀さん独特の考え方ですが、膝が悪くなり正座できなくなれば、それは「膝の死」であり、耳が遠くなればそれは「耳の死」と考える――つまり死は日常、生活している時には気づきにくく忌み嫌われるものですが、いつも自分といっしょにいる友人のようなものだ、というお話を何度かお聴きしました。

堀さんのこの発想は、とてもわかりやすく自然なものだと思います。「衰えていく自分の体の中にすでに部分的な死がある」ということを認めることができれば、私たちは自然に穏やかな死を迎えることができるのではないか、と堀さんは言われたのです。老いは死と同じように避けることのできないものだから、甘んじて受け入れる。しかし、それは過ぎ去った過去を恨めしく手放すことではありません。苦労して乗り越えてきた過去、楽しく充実した思い出、これまでに出会ったたくさんの人々、そのすべてが長い時間を経て老いたあなたと引き換えに、あなたの人生を彩っているのだと言うのです。

また、この発想には堀さんの人生を貫く潔さも感じられます。六人きょうだいの三女として生まれた堀さんは、幼い頃から何かと姉二人とは違う待遇を受け、自分で考え行動しなければならないという独立心の強い性格が育まれたようです。ご両親の猛反対を受けながら、当時は珍しかった職業婦人になろうと画家の道を選ばれたのもその表われでした。

編集者から紹介された外交官と結婚されますが、ご主人は結核を患い結婚生活は一四年間でした。その時、堀さん四二歳、「これからは自分のために生きよう」と決意されたそうです。

その後、堀さんの絵を気に入ってくれたアメリカの大富豪のおかげで、皆から危ないからやめろと止められたにもかかわらず、「外国の文化を知りたい」とヨーロッパからアメリカ、メキシコへと三年間の女の一人旅に出かけます。

西洋文化にあこがれていた堀さんは、この旅行を通して自然を愛し季節の変化に心をときめかせる日本人の情緒を見直し、文化は洋の東西で優劣を付けられるものではなく、描く絵は自分の中から湧き出て来るものでなくてはならないと強く感じたそうです。自然に寄り添い、他人に教えを乞うことなく自分の感性だけを頼りに絵を描く――堀さんの言葉を借りれば、「逆上に近い感情を持って、夢中になるものだけを描く」。画風にとらわれずに自由奔放に。

ですから毎年十一月に開かれた堀さんの個展の絵は、あたかも別人が描いたかのように絵の画風が毎回まるで違っていました。そして、世間でもてはやされる社会的な権威のある画家として絵を教えることや、画壇の複雑なお付き合いなどは苦手だったようで、距離を置かれておられたようです。

こんな堀さんの人生を知れば知るほど、堀さんの凛《りん》とした死生観は「人に頼らず自分の力で考え、その結果に対しても自分で責任を持つ」という精神的な自律を貫いた生き方によって、自然に出来上がっていったのだろうと確信できます。そして、堀さんのお話を伺いながら思ったことは、「穏やかな死を迎えることは、懸命に自分の人生を生きることと一対」ということでした。

たとえ、介護が必要な身になっても、生きることを肯定的にとらえる

ベートーヴェンの生き方に学ぶ

年の瀬になると、あちらこちらでベートーヴェンの「交響曲第九番」が演奏されます。二〇一六年の大晦日、ドイツのハイデルベルクという古都で、初めてドイツ人の演奏する「第九」をエリアス・グランディー指揮で聴いたことを思い出します。

ルードヴィヒ・ヴァン・ベートーヴェンは一七七〇年、ドイツのボンで生まれました。息子を「モーツァルトのような神童」にしたいと夢見る父親から残酷なほどの厳しい音楽教育を受け、一〇代で劇場オーケストラの一員となり、さらにオルガン奏者

となります。有名な音楽家に師事して作曲家にならんとする矢先、一七歳の時に母親が結核で他界。アルコール依存症で働けなくなった父親の代わりに家族を養い二人の弟の面倒を見るなど、苦難の青年時代を送りました。しかし、資産家の知人たちに助けられ、才能を見出されてやっと二二歳でウィーンへ。

ところが、当時の社交界に新鋭ピアニストとしてデビューしたのもつかの間、その数年後には聴力低下や耳鳴りが始まったのです。この障害がひどくなれば、豊かな音楽的才能を十分発揮することができなくなるかもしれません。ベートーヴェンは難聴のために人との交わりも少しずつ避け、結婚することをも自分から諦めざるを得ませんでした。そして四〇歳になる前に、自ら命を絶つことを考えます。ベートーヴェンが絶望のどん底で書いた遺書は今でも残っています。それを読むと、聴力を失っていく若い作曲家が、当時どんなに苦悩していたかがよくわかります。

けれども、ベートーヴェンはそこで考え直すのです。「自分にはまだ二つの使命が残されている――ひとつは弟たちとその家族に対する責任。もうひとつは新しい音楽の道を最後まで極める任務」。こうして彼は障害の苦しさを背負いながら、「勇気を出そう。肉体はどんなに弱くとも、精神で勝ってみせよう」と奮い立つのです。そこには、「この困難は試練だ、自分は試されている。この状況に応えなければならぬ」という並々ならぬ決意がありました。

その精神の強さが、聴力障害と孤独に苦しむベートーヴェンの人生を支えていたのだろうと思います。

しかしベートーヴェンが五二歳の時、書き直した歌劇「フィデリオ」初演時にはすでに音はほとんど聴こえず、オペラの指揮を中断せざるを得ませんでした。なんとこのような困難な状況の中から、あの「第九」は生まれたのです。歌詞は同時代の詩人、フリードリヒ・フォン・シラーの「歓喜に寄す」で、ベートーヴェンがまだ二〇歳の頃に読んで感激したものだそうです。

「人々の心の中には荘厳な神々の火花が宿っていて、それを意識すれば世界中の人間が皆兄弟のようになれる。皆で喜びの歌を歌うことができる」といった人類に対する力強い呼びかけです。これを最後の大作に使ったということは、ベートーヴェンが想像を絶する苦しみと不安の中に生きながらも、自分の人生に対して、そして世界に対しても心の底から「イエス」と言った証《あかし》になると思います。

私たちも年を取るにつれて、様々な障害を持つようになります。視力も聴力も衰え、歩行もままならなくなる人もいます。けれども私たちはベートーヴェンの生き方から、身体的な機能がどんなに弱くなっても、それに打ち克つ力をまだ持っていることを学べるのではないでしょうか？　それは精神的な力です。精神的な火花がさかんに燃え続けていれば、私たちはたとえ介護が必要な身になったとしても、生きることを肯定的にとらえることができるはずなのです。

ハイデルベルクの演奏会場では、建物全体が「悩みを突き抜けて歓喜に至れ！」と叫んで震えているようでした。ベートーヴェンの偉大さはその音楽性にあるのみならず、むしろ誰もが諦めてしまうような人生に、最後まで立ち向かった強靭な精神力にあるのではないかと思います。

凍てつく寒さの中を、私は快い温かさを体中に感じながらホテルに戻りました。

第五章

＊

人生の折り返し地点を上手にターンする

仕事一筋のサラリーマンが主夫業に専念し、家族の絆が強固に

セカンド・ステージへの切り替え方

二〇〇九年、年の瀬も押し詰まったある日のことです。五反田で池上線の発車を待っていると、見慣れた会社の紙袋が目の前を通り過ぎました。見上げると憔悴《しょうすい》しきったSさんの顔。「先生、今お宅に伺おうと思っていたところでした！」。久しぶりの再会でいろいろお話を聴くと、明らかにうつ症状です。「Sさん、医者にかかったほうがいいよ」と、正月明けに心療内科医を紹介しました。

一八歳で入社してから四〇年、毎日朝早くから夜遅くまで仕事をし、顧客から依頼

があると、日曜・祭日を問わず出かける営業一筋――その甲斐あって、三五〇人いる仲間のトップの成績を収めるまでになったとのこと。責任感が強く几帳面、仕事熱心で努力を惜しまず、人との付き合いを大切にするものの、ルールに縛られやや融通に欠けるといった典型的にまじめな性格で、従来型あるいはメランコリー（憂うつ）型うつ病の診断でした。

抗うつ薬を服用しながら三か月休養しましたが、その間、教会やパソコン教室に通ったそうです。その後、定年まで二年半という事情もあって、楽な勤務に変えてもらいました。ノルマが大きな負担だったSさんは、さぞかしほっとしたことでしょう。

その年の秋にお会いした時には、随分元気になっておられました。Sさんが順調に回復した理由は、自分でも休む必要性を感じたことに加え、相談できる家族がいたこと、人好きな明るい性格であり、またいくつかの趣味があったことです。若い頃、大枚をはたいてBMWのバイクを手に入れたことが自慢で、大地をつかむ感触がたまらなく、休暇には友人と毎日二〇〇キロを楽しむツーリングによく出かけたそうです。

そんなSさんは、定年後に年金を受け取るだけの生活では物足りないと、主夫業に専念することを宣言しました。以降、炊事・洗濯・掃除と家事全般をこなし、小学校教諭である奥さんを自家用車で毎日職場に送迎して、今でも月二回の料理教室、毎週のお茶のお稽古は欠かしません。

最近は、体調を崩して入院した四国の義母を二週間にわたり看病しました。また娘さんの出産の時には、娘家族の食事の世話もして婿さんからも大いに感謝されたそうです。そんなSさんの潤滑油のような活躍で、家族の絆も深まっていきました。

男尊女卑の昔から家事労働は神聖なもの、あるいは身内のためだからと対価の不要な女性の仕事とされてきました。一九八五年に制定された男女雇用機会均等法も、よほど理解のある連れ合いや親がいない限り、逆に家事労働と仕事の二重負担を増すだけだという指摘もあります。

世界経済フォーラム（WEF）の「男女格差報告二〇二〇年度版」を見ると、「経済活動への参加・機会」「教育達成度」「健康と生存率」「政治への参画」の四指標で日本は一二一位（一五三か国中）と過去最低に順位を下げ、中国や韓国にも抜かれてしまいました。

コロナ禍の折でもあり、そもそも私たちの幸せな生活とは何か、というテーマを皆で真剣に考えなければならない時に来ているのではないでしょうか。すぐに社会を変えることはできなくとも、私たちの考え方や行動を身の周りから少しずつ変えていかなければ、この国は魅力のない国になってしまいます。外国人から見れば「日本人は洋服を着ているけれど、メンタリティーは江戸時代と変わらないね」と言われかねません。

四〇年真面目に仕事に取り組んだSさんは、一転して家事労働の専門家に転身されました。共通の友人と自宅にご招待いただき、手作りの鯛のカルパッチョ、きんぴらごぼう、茶碗蒸し、鯛飯をご馳走になったこともあります。食後には彼は下戸にもかかわらず、袴をはいて黒田節を舞ってくれました。

彼のセカンド・ステージは華やかで人間的で、楽しい！

未知の体験への勇気が人生の過ごし方を教えてくれる

新しい出会いが日々を豊かにする

私が聖路加の内科研修医になったのは一九七一（昭和四六）年。以降、循環器医としての現役生活を四〇年続け、引退後に聖路加フレンズの仕事を始めてから一〇年目になります。振り返ってみると三五歳までの一〇年間は修業時代で、夜間当直もかなりの数をこなしてきました。次の一五年間は、実働部隊の中軸として働きました。

私が三九歳の時に聖路加にも心臓カテーテル検査機器が導入されました。循環器専門医となっていた私は二名の医師と三人でチームを作り、四〇歳代の一〇年間は三日に一日はオンコール、つまり二四時間いつカテーテル検査のために呼び出されるかわからないという診療体制を組みました。

夏には三人交代で一週間の休みを取りましたが、それ以外は暮れ正月、五月の連休も普通の当直業務に加えて三日おきのオンコールでした。オンコール当番でも深夜出勤しても手当は支払われず、私たちもそれが当たり前の働き方だと考え、むしろ誇りにさえ思っていました。

今思うと隔世の感があります。「亭主元気で留守がいい」というＣＭに世間はクスリと笑いましたが、当事者たちは心地よい達成感すら感じていた時代でした。考えてみると、このようにがむしゃらに働くことは国の経済のためには好都合で、私たち自身も社会に役立つ歯車のひとつたらん、と懸命に働くことが自分の幸せのためであると信じていたのです。それでは、こうして働いて定年退職した人たちは、多少の経済的・時間的余裕ができた今、幸せをつかめたのでしょうか？　問題はそこにあります。

人生の一仕事を終えた七〇歳代の聖路加フレンズ会員の皆さんとお話ししていると、生き生きと人生を楽しんでいるようにお見受けする方は少数です。特に男性がそうです。それはなぜでしょうか？　子供の頃から受験競争を強いられ、大人になってからも仕事上の業績、社会的地位、収入や家の大きさなど、無意識のうちに何十年も人と比較する生活が続いた結果、そのレースが終わってしまうと生きる目標を失ってしまい、体はそれなりに健康なのに心が満たされないで何をしていいかわからなくなります。

それは、成績を上げて高く評価されたり、よい結果を残すことだけが人生における唯一の目標だという価値観があまりにも強く身に付いているからではないでしょうか？　男性なら仕事以外のこと、女性なら家事や子育て以外のことにうつつを抜かすことは人生の真っ当な道から外れることで、それはぜいたくで時間の浪費だという観念が頭にこびりついているからなのだと思います。前項でご紹介したSさんは、若い頃から「仕事だけが人生ではない。自分の興味のあることに挑戦して楽しみ、出会う人々との時間を大切にする。体験もまた、自分の人生を豊かにしてくれるに違いない」と気づいていたのだと思います。

今の時代、ただ仕事をこなすだけでは残りの長い人生を充実した気持ちで過ごすことが難しくなってきました。というのも寿命が伸び続けている現代では、仕事や子育てを終えた後でも、さらに二〇～三〇年もの長い時間が待っているからなのです。

街に出て文化・芸術・趣味を楽しみ、遠出や旅行で大いなる自然に触れ、よい書物や人々との出会いで様々なことを味わい、仕事をしていた時には全く想像もできなかったような新しいことに挑戦してみる――そんな未知の体験への勇気が、たとえ高齢期でも本当に充たされた人生の過ごし方を教えてくれるように思います。

毎日に追われている人も、立ち止まって人生について考える時間が必要

イタリアのバカンスで考えたライフワーク・バランス

二〇一六年の夏、ドイツの友人とその次男家族に誘われ、イタリア中部のウンブリア州で二週間の夏休みを過ごしました。場所はトスカーナ州の南、ローマ市の北で小高い丘陵地帯です。

別荘風に改造して仕切った古い屋敷、広い芝生の庭とプール。青い空、さわやかで心地よい風、大きな樹木、夕立の後の虹。庭では読書、囲碁、オセロゲーム、リコーダーの練習、子供たちとのボールけり、プール遊び。スーパーで買い物をして、交互

に当番で作る夕食と楽しい団らん。時折、車で中世都市を回り、近くのカルデラ湖では五〇年ぶりにヨットの操縦。美しい夕焼け、夜は満天の星と天の川、いくつかの流れ星。まるで別世界でした。

はじめの数日はスケジュールもない毎日で何となくぎこちない感じでしたが、日を追うに従って身も心もリラックスし始めました。「あれもこれも」でいっぱいだった頭の中もスーッと気持ちのよい空間ができてくるようで、オリーブの大木の木陰で心が洗われるようでした。

「二週間も休暇を取ったのは、生まれて初めてだよ」という私に、次男の彼は笑いながら、「どうしてそんなに働くの?」といぶかしげでした。彼は三〇歳代半ばにしてすでに指導的立場にあり、人一倍バリバリと仕事をする好青年ですが、休暇は別です。家族との時間を大切にして、妻が休めるように料理を担当します。

子供たちともよく遊び、子供の教育にも熱心です。彼を見ていると、「子供たちを大学入学までに、自分で物事を判断できる社会人に育てる」という親の使命感が伝わってきます。

私の三〇歳代は病院で仕事漬け、娘の教育はほぼ妻に任せっきりでした。彼と話していると、そこには私と違った人生観がありました。私が若い頃の休みは日曜・祭日だけで、土曜日も夕方まで診療をしていました。

前項でお話ししたように三人で責任シフトを組んでいた時期は、休日や深夜でも呼ばれると病院に飛び出して行きました。「仕事とはそういうものだ」となんの疑問もなく、むしろ誇りにさえ思っていました。

この考え方は間違っているとは思いませんが、よく考えてみると、子供の頃から学校という教育の場で競争を強いられながら大人になり、勉強が仕事に変わっただけで、人生の意味や幸せとは何かと立ち止まって考えることもせず、惰性のままただ突っ走ってきたようにも思います。

南ドイツに住む日本のジャーナリスト、熊谷徹氏の『ドイツ人はなぜ、1年に150日休んでも仕事が回るのか』（青春新書二〇一五年）という本では、次のような指摘があります。ドイツの休日は土・日の約一〇〇日、有給休暇の三〇日、祝日・クリスマス休暇などを加えると年間一五〇日もあります。労働生産性を比較して、二〇一三年各国の労働時間一時間ごとの国民一人あたりのGDPを見ると、ドイツ（九位）は六一・四USドルで日本（二一位）の四〇・九USドルの約一・五倍です。しかし、二〇一二年一年間の就業者一人あたりの平均労働時間は、ドイツ（三四位）が一三九三時間で日本（一六位）の一七四五時間に比べ、二〇％も少ないのです（いずれもOECD資料による）。

これは少し古いデータですから、非正規雇用が広まっている現在の日本では、この差はさらに大きくなっている可能性があります。

どうしてドイツでは、同じ時間内でも能率よく仕事ができるのでしょうか。私はその理由として、社会のシステム、仕事における人間関係の習慣など複雑な問題もありますが、根本的には〝人生に対する考え方〟の違いがこの結果を生み、ライフワーク・バランスの違いとなって表われているように感じます。日本の仕事の作法である、実にきめ細かな人間的な面を堅持する代わりに、デジタル化が遅れ、働く人の生活が犠牲になってきたように思います。

私は一〇年前に定年となり今の仕事を始めてから、なるべく仕事に対する考え方を変えるよう意識しています。定年後という好条件もあってこの休暇が実現しました。ヨーロッパのように長期休暇を取りにくい日本社会の現状はありますが、そう言い続けてもなかなか変わらない。社会が変わらないなら少しずつ自分を変えていく、変わる努力も必要なのだと思います。

大切にしたい、宮沢賢治の「イツモシズカニワラッテイル」時間

人生の二周目で生きるテンポを考える

二〇一三（平成二五）年九月八日（日）朝五時二〇分。五六年ぶりの東京オリンピック開催が決定した瞬間でした。その時同時に昭和三九年一〇月一〇日、前回の東京オリンピック開会式のあの日、自分は何をしていただろうと懐かしく思い出された方も多かったはずです。私の場合は、予備校帰りの国電で乗客が騒がしげに空を見ているのに気づき、見上げると飛行機が描く五輪がくっきりと青空に浮かんでいました。

人生の二周目となると、その間に起こった多くの出来事が思い出されて、感慨無量

という気持ちになります。

還暦の時もそうでした。六〇歳という年齢は人生の中締めとしては丁度よい頃だと思います。よくここまで来たものだという妙な安堵感、あの時こうすればよかったという悔恨の情、若い頃に比べれば残り時間は少ないという多少の焦燥感――だからこそ納得して悔いなく過ごすには、などといった気持ちが入り混じった心境になりました。二周目の現実とは、そんなことなのだろうと思います。

ご存知のように、干支は古代中国で使われた日付を表わす甲・乙・丙……の十干（じっかん）と、月を示す十二支である子・丑・寅……を組み合わせて六〇組としたもので、前五～二世紀には、十二支が鼠・牛・虎などのなじみ深い動物と結び付けられてアジアに広まったようです。日本でも、明治に閏日《うるうび》で補正した太陽暦に統一されるまでの暦の歴史には興味深いものがあります。月の満ち欠けの周期を一か月とした太陰暦によるずれを太陽周期で補正した二十四節気（太陰太陽暦、現在の旧暦）は江戸時代から使われており、立春・春分・夏至・秋分・冬至など、私たちの生活に風情ある季節感を醸《かも》し出していますが、最近では温暖化の影響で春秋が短くなってしまいました。

時間と言えば、すべての動物に公平に二四時間があるのではなく、動物それぞれに時間があるようです（『ゾウの時間 ネズミの時間―サイズの生物学』本川達雄著 中公新書 一九九二年）。時間は体重の四分の一乗に比例し、体重が増えると時間は長くなります。母親の胎内滞在、成長、心拍、呼吸、体の血液循環、タンパク質の合成から分解、寿命まで、大きな動物はすべてがゆっくりなのだそうです。

ゾウの心拍は一分間に二〇、ハツカネズミは六〇〇以上ですが、哺乳類ではどの動物も心臓が二〇億回打って一生を終える計算になるそうです。ですから、ヒトにもヒトの生理的な時間があることになります。確かに、私たちは時間を相対化して考える必要があります。

都会から地方に行くと、人の歩き方も話し方もすべてがゆっくりになります。物事を深く考えるにはゆったりと流れる時間も必要で、今私たちが生きている時間はどう見ても急ぎすぎです。「イツモシズカニワラッテイル」という宮沢賢治の時間が、本来の私たちの時間だったのかもしれません。ヒトがおのれのサイズを知ることは最も基本的な姿勢で、それがなければ様々な動物を理解し尊敬することはできないし、この地球を愛することもできない、と動物生理学者の本川氏は訴えます。耳の痛いところです。

ところで、日野原重明先生は九三歳で文化勲章を受けられた際、受賞後のインタビューで、「今まで努力してきた甲斐がありました」、「私を支えてくれた周囲の皆のおかげです」などとは答えずに、「さあ、いよいよこれからが本番です」と言われました。先生の時間は、いったいどうなっていたのでしょうか。

第六章 ＊ 人生後半の心豊かな日々をデザインする

モノをそろえるより、持たないことで〝豊かさ〟が得られる

断捨離で「形あるものは無に等しい」を実感する

「先生、先日家じゅうのたくさんの物を片づけて、すっきりしましたわ。久しぶりに壮快な気分です」と晴れやかな笑顔を見せたIさんはその時八三歳、白髪を短くカットした端正な顔立ちで、ベージュのモノトーンのカーディガンがお似合いです。随分前に大動脈解離で入院しましたが、内科的治療で回復されました。その後は高血圧の管理で長年通院されていますが、最近はお元気で入院歴もありません。

お婿さんは眼科医で、医業に忙しい娘さん夫婦と同居されています。専業主婦とし

て朝から家事をこなして大活躍され、今は大きくなったお孫さんには以前、ずっとお弁当を作っていたそうです。現在のソウルで迎えた終戦、ご主人とお別れしてから神戸から東京への転居と、その時々にほとんどの家財道具を処分され、今回が三度目とか。残した物は大切に使い、万一の時には誰に引き取ってもらうというメモをすべて書き残したとのこと。大整理の動機を伺うと、「私の生き方だと思います」とのご返事でした。

私はIさんが今の自分をわきまえながらも、明日に心をときめかせる自由と若々しさを感じました。

以前ブームとなった断捨離やシンプル・ライフといった本を読むと、これらは単なる整理学のハウツー本ではなく、著者のヨーガなどの体験から自分に向き合う心理学が基本にあることがわかります。私も数年前の暮れ、娘にも急き立てられてかなりのガラクタを処分しましたが、①戸棚や部屋が広くなった、②残した物を丁寧に扱うようになった、③何となく未来志向になった、という効用を実感しました。

車や電化製品をそろえることが豊かさの象徴であった高度成長期から五〇年、世界の人口も七七億人と膨れ上がり、グローバル化を目指した新自由主義もコロナ禍で引導を渡され、混沌としてさまよえる日々を迎えた現代に、気が付けばIさんの生き方は、私たち日本人が伝統的に受け継いできたよき文化であったように思います。

吉田兼好の『徒然草』では、それなりの衣食住と薬があれば貧しいとは言わず、よけいな財産は贅沢であり、それを維持することや他人と比較するなど、無駄な労力が増すばかりで無益であると断じています。「世は定めなきこそいみじけれ」といった無常観を感じながらも、ゆるぎない価値観をもって飄々《ひょうひょう》と生きた兼好の生き様が多くの読者を魅了しています。

相次いだ天災と平家一門の盛衰を目の当たりにした鴨長明による『方丈記』にはより強い無常観が説かれ、人や物に執着することのむなしさが強調されています。

もとは悟りを開くためであった無常観が、日本では花鳥風月を愛でる叙情的な自然観、死生観と結びついていったと言われています。そして、そのルーツを探れば「形あるものは無に等しい」という般若心経の「色即是空」という言葉にたどり着きます。

その年の年賀状で印象深かったのは、八〇歳代のF夫妻から届いたものでした。

頌春

このところ隠棲《いんせい》を考えております。何かとご無礼申し上げることもあろうかと存じますが、お許しくださいますようお願い申し上げます。長年にわたるご厚《こう》誼《ぎ》、誠にありがとうございました。皆さまのご健康とご多幸を心よりお祈り申し上げます。

なお、私どもも元気にしておりますので、他事ながらご放念ください。

礼儀正しく見事に年賀状という習慣を絶つ、しなやかな判断が読み取れます。思想や宗教に偏ることなく、知的で潔い尊敬すべきご夫婦だと今でも思っています。

明治の時代に足尾銅山による鉱毒被害を告発する運動など、公共の大益を信念に生涯を捧げ、明治天皇にも直訴せんとした元衆議院議員の田中正造――彼が客死した際、信玄袋に入っていたのは大日本帝国憲法、聖書、日記帳、それに河原の石ころだけだったと言われています。彼の心境にどこまで迫れるのか――それがこれからの宿題のようです。

大きく息を吐くことのできる人だけが、新鮮な空気を胸いっぱいに吸い込める

まなざしが外に向いて初めて味わえる充実感

外来で患者さんを拝見していると、高齢でもかなり元気でお過ごしの方たちもおられます。たとえば、こんな方々です。

Ｎさんは七四歳女性。健診結果の相談に来られました。健康上はこれといった大きな問題はなく、これまでの人生に話が及びました。お若い頃、パソコンもなかった時代にご主人とＩＴ関連の仕事を立ち上げ、長年苦労されながら事業に成功されたそうです。そのご主人も四年前に他界され、ひとり残されて茫然《ぼうぜん》自失《じしつ》の心境になられまし

た。これから何を生きがいに生きていこうかと悩んだ末、思いついたのがご主人の残してくれた財産を使って、世界の高校生を集めてのディベート（討論）大会でした。二〇一六年一月には十二か国から高校生三人と教員一人のチームを集め、国内高校生を合わせ八〇人の国際交流イベントを企画・実行されました。この企画は、その後も毎年続いています。

Yさんは九五歳男性。降圧薬の調整で来院されました。六五歳の時に前立腺がんと診断され、何もしなければ一年、手術しても数年の余命と宣告を受けました。父親の製薬会社を引き継いでいたYさんは、どうせ短い残りの人生ならばと、若い頃から芸術好きだったことから毎年の音楽会を企画。ところが病気はどういうわけか寛解《かんかい》（病気の進行が止まること）して、それ以来、音楽会はもう三〇年続いています。弦楽器の一流のプロを数人呼んで初めはご自宅で、最近はレストランを借り切って、なんと五〇人もの友人・知人を招待して、日頃からお世話になっている感謝の気持ちを伝えておられます。

戦争で同じ部隊だった一四五人のうち、今でも自立した生活を送っているのはYさんおひとりになってしまったそうです。

Oさんは八三歳男性。心臓弁膜症の手術をして以来のお付き合いです。数人で始めた化学会社を社員一四〇人の会社に育て上げ、会長となった現在、八年前から私財財団を作り、高校生を対象に外国での一年間のホームステイを支援しています。これからは日本の若者が外国生活を体験し、外から客観的に日本を見て国の将来を考えることが大切だろう、と思いつかれたそうです。若者からは何の見返りも期待しませんが、時折手紙をもらってその後の近況を知ることが何よりの楽しみだ、と話しておられました。

この三人の方々は、高齢でありながら生き生きと充実した人生を送っておられます。外来でお話をしていても、時折私のほうがずっとたくさんのエネルギーをいただくこともあります。それはいったいどうしてだろう、と考えてみました。

確かに経済的には恵まれていますが、そのような方は他にもおられます。この三人に共通していることは、そのまなざしが自分自身のことだけでなく、常に外に向いているということでした。

自分の病気や障害、あるいは財産や住居の広さ、さらには自分が他人からどういう評価を受けているか、といった自分のことだけに関心が向いている人は、他人と比較しながら一喜一憂するだけです。そのような事柄は人生の本当の生きがいにはならないので、ちょっとしたきっかけで気持ちがもろくなり、むなしさや不安を感じやすくなるのです。

ところがまなざしが外に向いている人は、自分だけが幸せになるのではなく、誰もが幸せで仲良く暮らしていけるような世の中になってほしい、と願います。そこで他者を気遣い、応援し、その結果、自分が誰かの役に立っていることを実感できるので、生きていることにも感謝できるわけです。このような姿勢で生きている人たちは、ほとんどがさわやかな達成感に満ち、すがすがしい気持ちで毎日を過ごしています。

医学的にも、安定した情緒を持つ人たちは自律神経の副交感神経優位の状態が長く続くため、免疫力も高まることが知られています。これこそが健康で長生きする秘訣なのです。このような健康的な生き方は、ちょうど深呼吸をするのに似ています。大きく息を吐くことのできる人（つまり、自分の力を惜しみなく他人のために提供できる人）だけが、新鮮な空気を胸いっぱいに吸い込む（深い充実感と至福を味わう）ことができる、というわけです。

歴史のほんのひとコマであっても、最期まで全力を尽くして生きたい

古都、鎌倉を散策して想う

二〇一三年三月上旬、鎌倉に梅を観に行きました。地元に住む旧知のMご夫妻と北鎌倉駅で落ち合い、半日案内していただきました。この時期、二十四節気七十二候では啓蟄（けいちつ）の初候、蟄虫（すごもりのむし）戸を啓（ひら）くとあります。週日の朝で天気にも恵まれ、落ち着いた静けさの中で掃き清められた寺々の境内に凛《りん》と咲く紅白の梅を楽しみました。

その年の梅は遅く、円覚寺、東慶寺、宝戒寺、長谷寺などは見頃でした。万葉集の

歌の数では、萩、梅、桜の順に多いのだそうです。当時の桜はヤマザクラだったようで、今人気のソメイヨシノは江戸時代以降とのことですから、その頃は里に咲く簡素な春の梅と秋の萩が万葉人の心を揺さぶったのでしょう。ハクモクレン（白）、オウバイ（黄）、カンヒザクラ（紅）なども色とりどりに春の訪れを告げていました。午後に長谷寺の十一面観音菩薩像を拝見した後、見晴らし台から由比ヶ浜を望むと、春を彩る花々の中で、鎌倉三代に生きた人々の想いが蘇ってくるようでした。

Mさんは私より二歳年上で長年大企業の秘書課で活躍され、現在は退職して悠々自適の生活です。どちらかといえば体育会系でゴルフとテニスはめっぽう強く、ゴルフはもちろんですが、昔ご夫妻に妻と挑んだテニスも全く歯が立ちませんでした。

そんなMさんが時間に余裕ができると閑居して不善をなすことなどなく、スポーツを続けながら今度は興味をおぼえたことを次々と勉強し始めたのです。鎌倉駅前で昼食を取りながらの歓談は実に楽しいものでした。鎌倉ガイド勉強会、孔子の会、男の料理教室、パソコン教室などに顔を出し、次は般若心経の写本教室に挑戦するのだそうです。

「声の大きい人と動物好きに悪い人はいない」というのが私の持論ですが、Mさんも例外ではありません。昔から気遣いがあって面倒見もよく、大きな声で陽気に振る舞う人柄は秘書課には打ってつけと常々拝見していました。今の元気はどこから来るのだろうかと考えると、健康と〝飽くなき好奇心〟がその源泉であるように思われました。それが六〇歳代から生きるキーワードのひとつであると思います。

帰りの電車に揺られながら、私は昔読んだ永井路子の『炎環』を思い出していました。これは鎌倉時代を題材にした歴史小説で、次の四人を主人公に四話で構成されています。

①護持僧《ごじそう》として異母兄である頼朝に仕え、実朝《さねとも》の乳母夫ながら甥の頼家と比企《ひき》一族に捕らえられ、流罪の後に命を奪われる阿野全成《あのぜんじょう》

②石橋山の合戦では敵方ながら頼朝の命の恩人として登用され、頼朝を立てあるいは使って義経を死に追いやったものの、頼朝の死後多くの御家人の弾劾により謹慎、その後全成と保子の画策により無念の死を遂げる御家人、梶原景時

③頼朝の妻、北条政子の妹で全成の妻でもあり、明るい性格で頼朝と北条氏の関係

を強固なものにする役割を担っていた保子

④北条時政の四男で頼朝の死後、比企氏と北条氏の権力争いも乗り越えて執権《しっけん》、別《べっ》当《とう》と上り詰め、実朝が公暁《くぎょう》に討たれた後も実権を握って承久《じょうきゅう》の変に応じた四郎義時

この四人が虚々実々の駆け引きと壮絶なまでの葛藤の渦巻く鎌倉の地で、源家三代をどう生きたかという物語です。永井さんは脇役や女性たちにスポットを当てながら、これぞ真実という歴史をあぶりだす名手ですが、この小説にもその視点が全編に貫かれています。

私は半日歩いたいくつもの道を思い浮かべながら、今でも多くの人々で賑わう古都鎌倉の町もまた、兵《つわもの》どもが夢の跡という気持ちになりました。

その四年前の五月、矢車会の歌舞伎十八番『勧進帳』を観る機会がありました。武蔵坊弁慶は中村富十郎、源義経は中村鷹之資、富樫左衛門は中村吉右衛門といった役どころです。傘寿《さんじゅ》を迎えた富十郎さんはかくしゃくとして病院でお会いする時よりもずっと大きく見えました。舞台衣装と囃子《はやし》がしぐさを際立たせていました。「まだま

だできるよ！」と大向うから掛け声がかかると万座は沸きましたが、富十郎さんは聞かぬ風で見えを切りました。

「最後まで全力を尽くせよ！」と私たちに叫んでいるようでした。

自分を必要としているペットの存在が活力を生む

愛しいペットは人生の道づれ

我が家では、私が子供の頃からよく犬を飼っていました。一〇年以上前に我が家の愛犬となったネムちゃん（ヴェトナムの揚げ春巻き〝ネム〟に似て胴が長い）は、何らかの事情で前の飼い主が飼い続けることができなくなり、引き取り手が見つからないまま、トリミング店の店先で三か月間も段ボールに入れられて飼われていました。

少し寂しそうで愛くるしい表情に、娘が「お父さん、飼ってもいい？」と言い出し、我が家の一員となりました。その後体重は3kg増えて健康になり、天真爛漫な性格で家族を喜ばせ、一家と行動を共にして楽しい時間を過ごしました。

なぜ愛玩動物によって私たちは癒され、それが健康に役立つのでしょうか？　ペットを可愛いと思う気持ちが原点となり、愛着を感じることによって心理的には不安を減らして気力や活力を充実させ、うつ傾向が改善したり孤独感が薄らぐことが指摘されています。

生理的には、ペットといると人の血圧や心拍数は低下し、幸せホルモンと呼ばれるオキシトシンやエンドルフィンの血中濃度が上昇することが知られており（犬のホルモンも上昇するそうです）、社会的には周囲との協調性の向上が確認されています。これらの相乗効果が癒しにつながると考えられているのです。高齢者や障害者の施設で、訓練された犬たちが入居者と時間を過ごすアニマル・セラピーもこの延長線上の試みです。想像をはるかに超えて、認知症の人に豊かな表情が戻ったり、障害を持った人が犬と夢中で戯れる光景は珍しいことではありません。

犬は元来、群れで生活する社会性のある動物であり、話ができないだけに私たちの気配をうかがい、五感を研ぎ澄ましてコミュニケーションを取ろうとします。人も犬のけなげな態度に、ついほだされて心を許し、いとおしく思えてくるのです。ここまでくると人と犬の間には、しつけと責任、お互いの尊重といった損得勘定抜きの関係が育まれ、〝犬は家族の一員〟という連帯感が生まれて、ペットはコンパニオン・アニマル（伴侶動物）へと深化していきます。

外来の患者さんの中にも、愛犬家はたくさんおられます。私は患者さんの症状や病気の話をしながら、「何をしている時が一番楽しいですか？」とよく質問をします。病気とは直接関係のない話ですが、その人が満足して毎日を送っているかどうかを判断するには大切な質問なのです。人によっては、愛犬の写真やスマホの画像を嬉しそうに見せてくれます。外来でそんな少しの時間を過ごしただけでも、ちょっとした腰痛やめまいなら吹き飛んでしまうこともあるほどです。

猫や小鳥など他のペットも同様だと思いますが、患者さんの表情を見ながら感じるのは、ペットが可愛いだけでなく、「自分の存在がこのペットに必要とされている」という使命感や充実感によっても、患者さんは元気になるということです。生きる目標があると、人は何倍も元気になるのです。

今まで皆さんは、人と人との出会いに奇しき因縁を感じられたことがおありだろうと思います。ペットでも同じことが言えます。犬や猫は一〇数年、小鳥はさらに短い間、その生き物たちと付き合う——そう考えるとペットは私たちにとって愛玩動物を超えて、〝一期一会の旅人同士〟となり、さらにいとおしく思えてくるのです。決して裏切らない愛犬に見つめられる時、どこまで私の気持ちを理解してくれるのだろうかと思いつつも、つい自分の人生を語ろうかなどという気持ちにさえなってしまうのです。

お茶を楽しむひとときは、自分を見つめる時間・相手を思いやる時間

流れていく日々にお茶の時間を

旧知のFさんは、事務職で勤め始めた頃、サークル活動が活発だった会社でたまたま始めた茶道部の活動が今も続いています。その後家庭を持ちましたが、子育ても終わり、義父の不動産業の仕事を引き継いだ後も、ご主人の理解もあって、仕事の傍ら神奈川県裏千家小田原支部の活動として、八五歳のお茶の師匠の助手を務めながら、月数回は各所を回ってお茶の会を開いています。

先日、別の用事で事務所を訪ねた私に、「先生、たまにはお茶でもどうですか？」

とFさんは抹茶を出してくれました。カウンターに座ったまま、私は茶碗に注がれたお湯と抹茶を、手首を直角に曲げながら茶筅《ちゃせん》で手早く回しました。何の作法もなくお菓子を楽しんだ後、ゆっくりコーヒーのようにお茶をいただくと、少しの苦みの後を追うようにしてほのかな甘さが口の中いっぱいに広がりました。「ああ、美味しい！」と言う私を、Fさんはニコニコ眺めていました。

Fさんにお茶の活動についてお聞きしました。高齢者施設では毎月一回、喫茶室に三〇人ほどを集めて、茶筅でお茶を点《た》てるところから始めます。茶碗や鉄瓶は持ち込み、熱湯は危険なのでぬるめのお湯にするようですが、ぬるいとなかなか泡が立たず「手首を利かせてしっかり」と励ますと、皆さん小学生のように喜ぶそうです。認知症の方にはそれなりの楽しみ方を指導し、お菓子は落雁《らくがん》と決まっています。敬老の日には野点《のだて》傘を持ち込み、数人のスタッフは皆着物で張り切るとか。生き生きと楽しそうな表情に変わる参加者の笑顔がたまらない、とのことでした。

公民館でも月二回の茶道教室を開きます。袱紗《ふくさ》のさばき方や水差しの使い方など作法の話もされるそうですが、基本は季節を味わいながらお茶を楽しんでもらうこと。

生徒さんは高齢者が多いのですが、陶芸に興味を持つ人やシステム・エンジニアなどの若い男性もおられるそうです。八月一日には地元、芦ノ湖畔の箱根神社で開かれる湖水祭で、一〇人ほどのメンバーが二〇〇人の方々にお茶を振る舞われるとか。

また毎年、お弁当付きのチケットを売り、小田原の松永記念館をお借りしてのチャリティーお茶会もされています。「ボランティアで茶道を続けるFさんの原動力は何ですか？」とお訊きすると、「日本の古い文化や季節を楽しむのが好き。人とかかわるのが楽しい」とのご返事でした。

我が国における〝お茶の歴史〟を調べてみると、当初は平安時代に遣唐使によって伝えられ、お茶を飲む習慣は貴族や僧侶の間で始まったようです。鎌倉時代には禅宗を伝えた栄西《えいさい》がお茶を持ち帰り、武士階級にも広まり〝わび茶〟へと発展、やがて安土桃山時代に千利休によって完成されたとされています。

江戸時代には町民にも普及し、以降、明治・大正・昭和の時代を経て、女性の教養としての一面も加えながら、〝文化〟としても今なお伝えられています。しかし、日本庭園を持ち、床の間のある家に住む人はほとんどいなくなってしまった現在、お茶の魅力とは何なのか、Fさんと話しながら考えてみました。

私が子供の頃、家に職人さんが入ると、午前一〇時と午後三時は「お茶の時間」で、母親がきちっとお茶の用意をしていました。そして、二〇分ほど休憩するのです。これは明らかに「休憩時間」ですが、それ以外にも「お茶の時間」は自分を見つめる時間であり、仲間とのコミュニケーションの時間でもあると思います。

日常の流れの中で、ふと立ち止まる短い時間――「今日の仕事は、はかどっているだろうか」、「こんな生活をしている自分に、ゆっくり考える余裕はあるだろうか」など、少し離れて自分を見つめる時間です。もうひとつは、お茶を共にする人たちとのコミュニケーションです。「この人は、今日も元気にしているだろうか」、「私はこの人に、何かしてあげられることはあるだろうか」――お互いを理解しながら、つかの間の時間を楽しむ。茶道そのものにも極め尽くせぬ奥深いものがあると思いますが、私たちが日常で作り出す簡単な「お茶の時間」も、意識して工夫すればかなり貴重な時間となるのではないでしょうか。

第七章 ＊ 旅に出て巡り合った生き方

「自分らしさ」を求めた強靭なゴッホの精神力は人を奮い立たせる

ゴッホ美術館で作品を味わう

二〇一六年の暮れ、アムステルダムでゴッホ美術館を訪ねる機会がありました。開館前から一時間行列するほどの混みようでしたが、年代順に展示された多くの作品をゆっくり鑑賞することができました。そして素直に感銘を受けました。

絵画に疎かった私が、なぜゴッホに圧倒されてしまったのか――それは音声ガイダンスを聴きながら多くの絵を鑑賞しているうちに、「炎の人」、「狂気の画家」と言われたフィンセント・ファン・ゴッホの人生が、煮詰まった苦労の連続であったことを知ったからだと思います。ここでの展示の仕方から、芸術作品はその作者の生き方と成長を追うことで、より深く味わえることを知りました。

フィンセントは一八五三年三月三〇日、北オランダ・ズルデントで牧師の長男として生まれました。幼い頃から泥臭く不器用で、気難しくてわがままな性格だったようです。中学を中退し、伯父の紹介で美術商会に就職しますが、仕事に馴染めず七年後には解雇されてしまいます。

その後も寄宿舎学校の住み込み教師、メソジスト派の補助説教師、書店員を経て、伝道師養成学校に入学。正規資格を得られず仮免許で伝道活動をする期間にも、極端に常軌を逸した献身的な伝道（自分の持ち物をすべて与えてしまう）のために更新は許可されませんでした。

彼の強迫的な性格は他人を苛立たせ、それによって自分も傷つきます。恋愛はいつも失敗し、家族・親戚・友人からも冷たい視線を浴びる孤独な日々——こうして青年時代の試行錯誤はことごとく失敗してしまいます。

この社会不適応の兄を物心両面から支え続けたのが心優しい弟のテオドルス（テ

オ）で、兄弟の強い絆は六五〇通に及ぶ「書簡集」からもうかがえます。画商であったテオは、フィンセントが亡くなるまでの十一年間、時に仲たがいすることもありましたが、助言、忠告、援助を惜しまなかったのです。兄の半年後に病死したテオは、パリ郊外の地で兄と並んで静かに眠っています。

約一〇年間で油彩画八六〇点を含め素描画など二千点以上の作品を残したゴッホ。並外れた情熱的な創作力です。ハーグでは民衆の顔を、ニューネンでは農民を描くことに熱中します。素朴な農民の家族を描いた「ジャガイモを食べる人々」には見入りました。三三歳でパリへ。多くの画家たちと知り合い、点描画も試みます。慣れない都会では過度の飲酒と喫煙で体を壊し、三五歳でアルルへ移動します。そこでは明るい太陽のもと、種まき、麦畑、収穫など自然をテーマにした数々の作品を描きます。「ひまわり」もその頃の作品です。

ゴーギャンとの口論の末、耳切り落とし事件を起こし、精神発作のためにサン＝レミにある療養所に入院して、精神的に安定している時には創作に励み、「糸杉」「星月夜」などの名作が生まれます。その後パリ郊外のオーヴェールに移って、静かな自然の中で、わずか七〇日で八〇点もの風景画や肖像画を描くことになります。そして、三七歳の夏にピストル自殺をします。

ゴッホは人生の足跡から何らかの心理的障害を持っていたと推測できますが、それを超える強靭な精神力で、自分自身にしかできない独自の表現方法を最後まで求めていたことがわかります。美術館に展示されている絵画を見ても、その画法がどんどん変化していきます。

彼は深刻なうつ症状を抱えながらも体調のよい時には多くの絵を遺しましたが、生前売れたのはたった一枚だけでした。たとえ他人には理解されなくても、また評価されなくても、純粋に「自分らしさ」を追求していく精神の炎は、最後の日まで消えなかったのです。

私は定年退職まで、仕事上の成果や家庭のささやかな幸せを求めてずっと生きてきました。しかし、一仕事終えて黄昏《たそがれ》の年齢に達した今、今までの自分とは全く異なる生き方、素晴らしい芸術、美しい自然などに触れることで、人生をさらに豊かにすることができるような予感がしています。

たとえ認知症になっても、精神は決して病むことはない

ウィーンでフランクルに触れる

二〇一五年の夏、ポーランド南部の古都クラコフとオーストリアの首都ウィーンを心理療法の勉強仲間たちと旅行しました。本書でも何度か触れたヴィクトール・E・フランクルを訪ねる旅でした。

フランクルは、人間は体・心・精神の三要素の統合であって、体や心が衰えても精神は決して病むことはないと考えました。そしてその健康な精神に語りかけて、患者の自己治癒力を強化する心理療法を考案したのです。

それについて、私の治療例のひとつをご紹介しましょう。患者さんは八〇歳代の女性。長年ひとり暮らしで、ボランティアなど活動的な生活をされていました。しかし二〇〇八年、人間関係のトラブルから不安を感じやすくなり、手足のふるえ・しびれ、不眠などを訴えて神経内科を受診されました。神経や代謝の病気はなく、心療内科に回って「全般性不安障害」と診断され、抗不安薬と睡眠薬を処方されました。その後二～三か月おきの外来通院でも症状は一進一退。その五年後に高齢を理由にケア・マンションに転居したところ、疲労しやすい・めまい・ふらつきなどの訴えが多くなり、転居による過労、喪失感、新しい環境に対する不慣れが原因と判断されています。

主治医の留学を契機に、私が外来で初めてお会いしたのは二〇一四年三月。当初の印象は不安が強く、めまい・ふらつき・動悸といった身体症状のほかに出てくる言葉は非常に否定的でした——「どうして、こんなになってしまったんだろう」「やる気が出ない」「すぐ忘れてしまう」「昔はこうではなかった」「ひとりで生きていく自信がない」「認知症と言われてショックだった」。

その後、私は根気よく一年四か月で一八回の面談をしました。二〇分程度の雑談ですが、処方はしません。ゆっくりといろいろな質問を繰り返して、結果として何回も同じ話を聞くことになりました。「私、認知症?」「いやぁ、おばあちゃん病だよ」といった調子です。

半年もすると、彼女の不安や警戒感は和らぎ、笑顔を見せるようになりました。「先生のところに来て話すのが楽しみ」。いつも季節に合った素敵な服を着ているので、「誰に服を選んでもらうの?」と訊ねると、「自分で決めるのよ!」。

そのうち、昔のボランティア時代などの懐かしい思い出の写真を見せてくれるようになりました。その後は明るく日常生活を送りながら、周りの人の世話を焼き、愚痴も聴くようになったそうです。

このように多少の認知症や不安障害があっても、その人の精神的な核は病んでいないと信じて問いかけ続けると、自分が信じられているという感触が伝わり元気になることがある――これがロゴセラピーなのです。

「もしも人をその人のあるがままにとらえたら、その人を悪くしてしまう。その人を本来あるべき人のように扱ったら、私たちはその人を到達できるところへと至らしめることができる」

これはゲーテの言葉です。医療者や介護するご家族にとっては勇気の出る言葉ですね。

ウィーンでは、フランクルの一番弟子のエリザベート・ルーカス先生にお会いして質疑応答をしていただいたり、熱心な登山家だったフランクルが理論の構想を練ったというラックス高原に登ったり、彼が住んでいた建物やその近くの大観覧車で有名な広大なプラーター公園を散策したり、私たちは充実した八日間を過ごしました。

ひたむきに生きた・生きている人々の音楽は一陣の清涼な風

ライプツィヒでメンデルスゾーンの音楽に親しむ

二〇一九年三月末、まだ寒さの残るドイツ東部を旅行しました。ライプツィヒは中世から商業、金融の町として栄えました。ことにグーテンベルクが印刷技術を発明して以来、この町では一七世紀頃から飛躍的に出版事業が発達しました。現在でも全世界の数百書店による展示会が毎年あり、多くの人々で賑わうそうです。一四〇九年創立のライプツィヒ大学ではゲーテ、ニーチェ、森鴎外が学びました。

いくつか訪れた観光名所の中で私が最も心惹かれたのは、旧市街の南東にあるメンデルスゾーン・ハウスでした。ここは二一〇年前にハンブルクで生まれた彼が、三七歳で亡くなる最後の三年間を過ごした場所です。三階建ての家はオリジナルの色彩による室内装飾と古い床板で廊下が復元されています。居間・仕事部屋・応接間（音楽サロン）・子供部屋・寝室の各部屋には当時の家具が置かれ、彼の手書きの楽譜、手紙、絵画など貴重な記録が展示されていました。

部屋のひとつには細長い柱型のスピーカーが何本も配置されていて、パネルで選曲すると音域ごとに決められたスピーカーの色が美しく上下して、あたかも管弦楽団の生演奏を聴いているようでした。心ゆくまで各部屋を見学し、最後に売店でCDを買って前庭に出た時には、すでに三時間が経過していました。

余韻を残して帰国した私はメンデルスゾーンのCDを探して買い求め、一〇連休にはこれを毎日聴きながら、メンデルスゾーン漬けになりました。「ピアノ三重奏曲 第一番・第二番」「弦楽八重奏曲」「真夏の夜の夢」「バイオリン協奏曲ホ短調」「無言歌」「弦楽四重奏曲 第十三番・第八〇番」「交響曲第一番・第五番」、そして音楽通の友人が勧めてくれたオラトリオ「エリア」――その中でも「エリア」が最も難解で、日本語の歌詞を追いながら聴きましたが、よく理解できないものの、合唱部分は圧巻でした。もちろん、私には音楽解説者のような説明はできませんが、何回も聴いているうちに各曲の理解が少しずつ深まり、気に入ったところが心の内側に入ってゆくように感じました。

メンデルスゾーンの音楽はどちらかというとおとなしく、ベートーヴェンのような激しさは感じられませんが、今回、彼の音楽に対する情熱を感じさせるいくつかのエピソードを知ることができました。

例えば、彼が二〇歳の時に音楽教師であったツェルターの反対を説き伏せ、一〇〇年もの間人々に忘れ去られていたバッハの「マタイ受難曲」をベルリンで復活演奏したのです。そして十二年後にはライプツィヒのトーマス教会で感動の再演を果たしました。

また、二六歳の時にゲヴァントハウス管弦楽団の指揮者となりましたが、貧しい楽団員の生活を安定させなければならないという責任感から、多忙な中にありながらもザクセン国王と粘り強く交渉を続けて、市立オーケストラとしての承認を取り付けました。

三五歳の時には、優秀な音楽家の養成のためにライプツィヒ音楽大学を設立しました。そこでは今でも毎夜、学生さんたちの発表会があるというので出かけてみました。その晩はオーボエクラスの演奏会でしたが、ドイツ国外からの四人の音楽学生が独奏し、最後に教授も加わって息の合ったアンサンブル演奏が行われました。若者たちの音楽に対する純粋なひたむきさが伝わってきて感動し、メンデルスゾーンはここではまだ生きている、と強く確信することができました。

また、メンデルスゾーン・ハウスの三階には、クルト・マズアの部屋がありました。彼は当時西側に住みながら、長年東ドイツでゲヴァントハウス管弦楽団の音楽監督として指揮棒を振りました。一九八九年のベルリンの壁崩壊前の不穏な東ドイツで、ライプツィヒのニコライ教会から始まった民主化運動に加わり、ろうそくを持ってデモの先頭を行進している写真が残っています。彼は単に音楽に没頭するだけではなく、社会に対しても強い信念を持ち続けた人でした。

音楽を通して精一杯生きた、あるいは生きている人々に触れて、すがすがしい思いに満たされた旅になりました。

歴史に翻弄されながらも、困難を乗り越える強さを持ちたい

アルザスと沖縄の人々の朗らかな気質に想う

二〇一九年、秋深まる一〇月末にアルザス地方を旅しました。アルザス地方はフランス北東部に位置し、ライン川を挟んでドイツと国境を接しています。美しくなだらかな丘のある水はけの良い平地は気候温暖で、ローマ帝国時代から有名なワインの産地として知られてきました。ドイツのマンハイムからフランスの超特急TGVに乗ったのですが、フランスへの国境を越えるのに何の問題もなく、平和な政治情勢のありがたさが身に沁みました。というのも、この地では歴史的に様々な紛争があったから

です。
中世に神聖ローマ帝国の影響下にあったこの地方は、帝国の弱体化によって一六世紀には次第にフランス王国の支配下に入りますが、一七世紀の三〇年戦争でカトリックとプロテスタントの争いに巻き込まれて、集落やぶどう畑はほぼ壊滅しました。そして、普仏戦争で一八七一年に敗北してから一九一八年の第一次世界大戦終結までのおよそ五〇年間はドイツ領になりました。その後フランス領になりますが、再び第二次世界大戦中、ナチスドイツが占領した一九四〇年から五年間はドイツ化が進みました。ストラスブールの郊外で訪れた村の教会には未だ白骨がうず高く積まれた小部屋があり、過去の争いの悲惨さを今に伝えていて衝撃を受けました。

けれどもこのようにラテン民族とゲルマン民族が衝突して激しくしのぎを削ったこの土地で、宗教芸術が極めて高い水準に達していたのには驚きました。ストラスブールの大聖堂宝物館にあるゴシック美術はどれも優れた作品でした。また隣町のコルマールでもショーンガウアーが一五世紀に描いた「バラ園の聖母」の素晴らしさは、すでに当時国内外で話題になっていたそうです。またグリューネヴァルトの傑作

「イーゼンハイム祭壇画」のもとにははるか遠くの地方から、十字架に架けられたキリストが自分の病苦を慰めてくれると信じて、多くの巡礼者が集まって来たと言われています。

このように歴史に翻弄されたアルザス地方を旅しながら、日本にも同じような運命を体験した地域があっただろうかと考え、ふと沖縄を思い出しました。それは、同じ二〇一九年一月、私が学んでいるロゴセラピー心理学の同学で琉球大学教員のひとりに会うために、仲間たちと沖縄を訪れたからです。

長い間平和だった琉球王国は、江戸時代初期に薩摩藩によって暴力的に征服されました。そして第二次世界大戦終局直前、ここでは日本で唯一、想像を絶する残忍な地上戦が半年も続きました。敗戦後はアメリカ合衆国に統合されて、有無を言わさず米軍基地が配置されました。一九七二年には日本に返還されましたが、現在でも軍事的には大きな問題を抱えていて、戦争の傷は癒えていません。

旧海軍司令壕や平和祈念公園で心に迫ってきたのは、「沖縄の人々がいかに不条理な死へと追いやられたことか！」という無念な気持ちでした。けれども、この島の人たちは過去の悲惨な体験にもかかわらず、それとは対照的に、誰もが心温かく親切でした。それは四〇〇年前までは〝緑と祈りの島〟として自然に抱かれて、幸せに暮らしていた時代のなごりかもしれません。

これはアルザス地方も同じことで、大昔からさんさんと日の当たる美しい丘陵でのどかに暮らしてきた人たちは、不幸な運命に何度も何度も襲われながら、それでもざっくばらんで朗らかな気質を失ってはいなかったのです。

しかも現在、ストラスブールには欧州議会の本会議場があり、欧州の中心的な役割を担っています（事務局はルクセンブルク、各種委員会はブリュッセル）。また、仏独二か国語で放送しているテレビ局ＡＲＴＥ（アルテ）もあり、ヨーロッパの多様な文化と複数の民族が共存できる基盤が、この地だからこそ培われているように感じました。

この二つの旅行を通して私の心に湧き上がってきたのは、「人間というのはなんとたくましいものだろうか」という驚きでした。地球上には今もいたるところに紛争があり、そこで逃げまどう人たちが哀しい窮乏生活を強いられています。けれども、人類はいつも困難を乗り越えながら新しい解決の道を求めていくものだと、私は今、信じられる気がしています。

あとがき

私の父親は、終戦後すぐの一九五〇（昭和二五）年、勤務医を経て東京品川区の大井町で開業医、いわゆる町医者になりました。

我が家は小さな木造二階建ての家屋で、一階の半分が診療所でした。父親は三人の子供を抱え、私の母親と住み込みの看護師さんの三人でよく働きました。朝から診療所は混雑し、午後は往診をしていました。夜中でも患者さんの容体が悪くなると、まだ舗装もしていない道を、父が自転車に黒い鞄《かばん》を載せて往診に飛び出していった光景を思い出します。

八八歳で他界するまでのおよそ五〇数年間、父は〝生涯一町医者〟としての人生を送りました。

時に「この薬は最近よく使うのかい？」と訊かれる程度の話はしましたが、親子で医者でありながら、父と私は深い医療の話はしませんでした。世代も違い、専門分野も違う医者同士が意気投合することは難しいことはわかっていたので、お互いに遠慮していたのだと思います。

しかし、今ならば、なぜあんなに熱心に診療をしていたのだろうか、仕事にすべての情熱を傾けていたのだろうか、あるいはただ家族を養うためだけだったのだろうか、と訊いてみたいことはたくさんあります。実際にはその機会はいくらでもあったのに、訊きそびれてしまったことを今では後悔しています。

私に医者としてのひたむきさが少しでもあるとすれば、それは医者の生き方を無言で教えてくれた父のおかげだと思いますし、今、父が目の前にいれば少し照れながらも、感謝の気持ちを伝えなくてはなりません。何十年も父の背中を見ながら医者としての行動規範を漠然と感じてはきたものの、それを具体的に体系立てて説明できないまま、私はいつも目の前に次から次へと現れる問題に対処していくのが精一杯でした。

ところが二〇一二年、ウィーンの精神科医、ヴィクトール・E・フランクルの創設したロゴセラピーと出合った私には、それまでの職業観を体系立てられる予感がありました。

　ここでは「生きる意味とは何だろう？　私の生きがいとは何だろう？」という問いを、自分から発する必要はありません。逆に「今、自分は何をすべきなのか？　何を求められているだろうか？」と、周囲から要求されることを敏感に感じ取って対応すれば、それでよいのです。刻一刻と変化しながら提示される周りからの要請に、責任を持って真摯《しんし》に応え続ける、それが人生だとロゴセラピーは言うのです。

　つまり、自分の中に確固として動かない教義やイデオロギーを持ち、それを基準にして毎日を過ごすのではなく、周りの状況を注意深く見極め、この要請にどう応えることが最も意味があるだろうかと考え、柔軟に対応し行動し続ける。そうして、いつか振り返れば、人生の目的や生きがいもおのずと出来上がっているし、自己実現も結果として付いてくるのだ、ということなのです。

この説明は私にはわかりやすく、腑《ふ》に落ちました。医療の領域でロゴセラピーを当てはめると、こうなります。患者さんを診る時、まず「なぜ、この人はこの症状を訴えるのだろう？」と考える。話を聴き、診察し、検査をして、わからなければ専門の医療者に意見を求める。「どんな診断になるだろう？　治療をすべきだろうか？　治療を行うなら、どんな治療法が最適だろうか？　自分だったら、どうしてほしいと望むだろうか？」と相手の身になって考え続ける。体を診るだけでなく、心も含めてその人全体を診ようとする。そして患者さんが納得いくまで診察所見、検査結果、治療の選択について説明する。質問や不安にも丁寧に答える——私が父親から学んで、昔から実行していた診療態度は、実はフランクルが自分の心理学で強調する『状況の意味』を問われた時に応える態度」に近いものでした。

ですからロゴセラピーを学んでいる今、「今までの、そのやり方でいいんだよ」と、フランクルが承認してくれたような気がしています。

もうひとつ、私の医療に大きな影響を与えたのは、ロゴセラピーの三次元の考え方です。これは人間を、「体と心と精神、三つの次元の総体とする観点」です。私たちが体と心を持っていることは誰しも容易に認めるところでしょう。フランクルは、この体と心は自分を守る機能（自己保護）でしかないと考えました。私たちは空腹になると食べ物を探します。疲れれば眠ります。子供を産み育て、次の世代につなげます。これらはすべて体と心が共同してなせる業で、他の動物にも備わっている本能的な機能です。

ところが「精神」は体と心を離れて、別のところに位置します。「精神」は人間特有のもので、ほかの動物には見られません。「精神」とは抽象的で実態のつかみにくい言葉ですが、一言で説明すれば、「今自分が置かれている『状況の意味』が何かを理解して、これに責任を持って応え行動するための基盤」とでも言えるでしょう。

本書の「はじめに」でもご紹介したように、ロゴセラピーでは〝意味〟という言葉を大切にします。ここでいう〝意味〟はどんな時代にも、どんな場所でも通用する普遍性を持っていなければなりません。いつも注意深く物事を見て、そのことに本当の意味があるかどうか考え、そこに意味があれば、たとえ自分には不利だと思える条件があっても、これを克服して行動することが求められるのです。

医療を通じて患者さんに「意味ある生き方」を助言したければ、当然ながら自分自身もそういう生き方をしていないと、その意味の有無を正確に判断できないわけです。ですから、私たちは日頃から意味を軸にした生き方を問われている、と言うこともできるでしょう。このように考えると、私の医療という仕事も日常生活も、今やロゴセラピーとは深くかかわって切り離すことができなくなりました。

この度、一〇年間聖路加フレンズを受け持ち、会報誌に書かせていただいていた折々の文章を、一冊の本にまとめるお話が持ち上がり、上梓する運びとなりました。一〇年間の文章を読むと、舌足らずであったり、今の時代にそぐわない表現や箇所が目に付き、書き直した部分もあります。この本の完成に当たっては、今まで私と時間を共にしながら、たくさんの話し合いをさせていただいた多くの患者さん、ロゴセラピーの初歩から手ほどきいただき、現在もなおご指導いただいている日本ロゴセラピスト協会会長の勝田茅生《かったかやお》先生、共に勉強を続ける同学の仲間たち、それに本の編集・構成・出版と何から何まで姉貴のように心配していただいた冬樹舎の佐藤敏子さんに、心から感謝する次第です。

二〇二〇年八月　コロナ禍の猛暑の夏、自宅にて

林田憲明

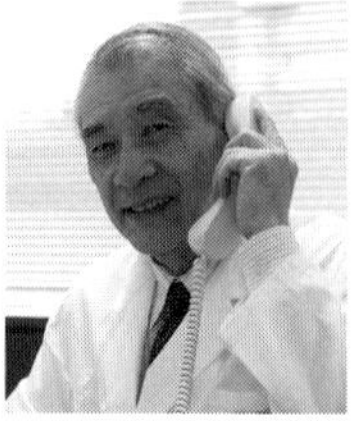

[著者略歴]

林田憲明(はやしだ・のりあき)

1946年神奈川県茅ケ崎市生まれ。1971年東北大学医学部卒業後、聖路加国際病院内科研修医となる。1973年同病院内科勤務。以降内科部長、ハートセンター長、副院長を歴任。2011年より、日野原重明氏が創設した会員制健康クラブ「聖路加フレンズ」で電話相談、外来診療を担当して現在に至る。気さくで温厚な人柄で病院のスタッフ、患者さんからの人望があつい。著書に『聖路加国際病院健康講座　狭心症・心筋梗塞』(双葉社)がある。

「生ききる」力

2020年12月5日　初版発行

著　者——林田憲明

発行者——佐藤敏子

発行所——冬樹舎

〒216-0023　神奈川県川崎市宮前区けやき平1-6-305

TEL 044-870-8126　FAX 044-870-8125

URL　http://www.toujusha.com/

発　売——サンクチュアリ出版

〒113-0023　東京都文京区向丘 2-14-9

TEL 03-5834-2507　FAX 03-5834-2508

URL　http://www.sanctuarybooks.jp/

装丁、本文デザイン——藤田知子

印刷・製本——モリモト印刷株式会社

　ISBN978-4-86113-898-0　Printed in Japan

冬樹舎の好評既刊

「肌つまみ」美肌・スリム術
やせる・エイジングに効く整膚
蔡晶
（徐堅・角田朋司監修）
肌を軽くひっぱるだけでシミ・シワが消える、やせる！　マッサージや指圧よりずっと効果的なシンプル美容法。各女性誌で話題に！
1,300円

血管力革命
健康寿命を延ばす46の知恵
伊賀瀬道也
健康寿命を延ばすのは体中をめぐる血管のチカラ。食事・運動・アクティビティ――毛細血管から若返る知識と今日から役立つ知恵を満載。
1,300円

医師が実践する超・食事術
エビデンスのある食習慣のススメ
稲島司
毎朝、たったひとつの食習慣とグルテンフリーを実践。肌はツヤツヤ、血管年齢は実年齢よりマイナス10歳の医師の食生活を大公開。
1,400円

即効リセット！　デスクで1分！
こりをねらってほぐす
筋膜フォーカスリリース
木津直昭
スマホ、パソコンでガチガチの首、肩…をねらい撃ちする、一歩進んだ筋膜リリース術。効果を実感した3人の医師が太鼓判！
1,300円

毒父の家
僕を虐待した父は幼女殺害犯だった
ニック・キャストウリー
タカ大丸訳
英国を震撼させた冤罪事件の真犯人の息子がたどった壮絶な人生――虐待からの生還者（サバイバー）が綴る魂の物語。坂上忍氏推薦！
1,500円

左手で字を書けば脳がめざめる
――「質」の高い老いをめざして
井上肇
「両手使い」の訓練で人生が変わる！　右手が使えないもしもの時に困らず、認知症も遠ざける一石二鳥の介護予防術。まずは字を書く練習から。
1,300円

表示価格はすべて本体価格（税別）です。